二十四節氣，不僅關係人的食衣住行，還有更上層樓的延年益壽的養命意義，本書即說明人體要如何依二十四節氣的月令變化，而採取健康的各種應對之策！

二十四節氣
養生指南

月望西樓　著

順應節氣，順勢生活

一年有四季，二十四個節氣，每個季節，每個節氣，都有著各自的特點，人們根據每個季節和節氣的特點指導社會實踐活動，使人們能夠更好地適應自然環境，繁衍後代。在不斷的摸索和總結中，社會逐漸發展進步，從而創造了今天的文明社會。

同樣，我們的祖先在很早以前就認識到了人的生老病死與我們所生存的自然環境息息相關，早在幾千年前，我國傳統醫學經典著作《黃帝內經》裡就提出——「智者之養生也，順四時而適寒暑」的順時養生觀點。

所謂的「順時養生」其精髓就是不違背自然規律，做到人與自然的和諧統一，將疾病消除在萌芽狀態，剷除疾病滋生的土壤。否則，「逆之則災害生，從之則疴疾不起。」下面我們舉一個非常典型的例子，來說明這個問題。

隨著社會的不斷發展，失眠已經成爲日漸普遍的睡眠現象。那麼，對於現代人來說失眠是如何產生的呢？產生失眠的原因有很多，但有很重要的一點是大家不能忽視的，人們的夜生活越來越豐富了。

年輕人喜歡趕功課開夜車、打電玩搞通宵，成年人喜歡上酒店上夜店、舞廳，喝酒一攤又一攤，搞到了三更半夜，本應該睡覺的時間，大家卻不眠不休地，把它搞得精疲力竭！常常過這種黑白顛倒的日子，久而久之，人們的生物時鐘就被打亂，失眠現象就出現了。

其實，古人早就提出：日落而息，日出而作。如果人們都能夠按照這種自然規律來安排生活，我想失眠的情況就會得到大大的改觀。

總之，天地間的所有事物，全都應該順應自然規律來演化，人是大自然的產物，當然也不能例外，任何違背這一自然規律的人，必將會受到懲罰。

農曆的二十四節氣，具體反映出了自然氣候的變化，是我們祖先對所生存環境自然規律的認識，和社會實踐經驗的總結，它不僅指導人們的農事活動，更影響著千家萬戶的衣食住行。

在本書中，以中國農曆特有的二十四節氣爲分界點，闡述了不同節氣對人們衣食住行的影響，提醒人們應該順應自然界的氣候變化特點，堅持以「天人合一」的原則，指導養生活動。

本書融經典性、知識性與實用性爲一爐，能使讀者在輕鬆的閱讀中掌握更多、更好地養生保健知識，從而實現陰陽調合，頤身養神、袪病延年的養生目的。

CONTENTS

・順應節氣，順勢生活……5

立春

・立春養生，莫忘「咬」春宴……19
・乍暖還寒，慎防寒邪入侵……22
・立春多吃蔥薑蒜，防害殺菌好處多……24
・立春到，養肝臟……26
・立春習俗鑒賞……28

雨水

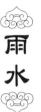

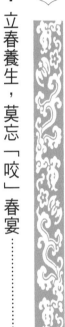

・雨水到，防感冒……31
・雨水節氣溫差大，溫暖關節保健康……33
・好雨知時節，喝粥養脾胃……36
・春眠不覺曉，防春睏有新招……37

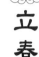

・雨水習俗鑒賞……40

驚蟄

・驚蟄雷動，百蟲「驚而出走」……43
・驚蟄暖，飲食宜清……45
・驚蟄到，梳頭理經絡……47
・三月春雷動，人們忙運動……49
・驚蟄習俗鑒賞……51

春分

・春分平和為本，忌大寒大熱……54
・春分到，百花入菜來……56
・春分到，野菜香……59
・春分血液旺，防血壓增高……60
・春分習俗鑒賞……63

清明

·春光明媚，清明踏青……65
·清明節氣，養臟氣為先……68
·清明時節雨紛紛，養生莫抑鬱……70
·春宵一刻值千金，清明時節莫過度……73
·清明習俗鑒賞……75

穀雨

·百花開，賞景觀花防花毒……78
·少發脾氣，多微笑，預防神經痛……81
·多吃補脾益氣食物，方能平安度夏……83
·穀雨節後，防潮熱病發……86
·穀雨習俗鑒賞……88

立夏

· 夏天到，養「心」是關鍵……91
· 省苦增辛，以養肺氣……94
· 晚睡早起，科學清補……95
· 夏天出汗多，科學補水是關鍵……97
· 立夏習俗鑒賞……100

小滿

· 小滿時節雨量多，風疹易發生……104
· 天氣雖熱，不可貪涼……106
· 瓜果雖美，不可貪食……108
· 冷食無度，腸胃受傷……110
· 小滿習俗鑒賞……111

芒種

・減酸增苦，補脾理胃氣……114
・汗出不見濕，藥浴健身益壽……116
・芒種時，桑葚甜……117
・防暑降溫，自有清涼方……119
・芒種習俗鑒賞……123

夏至

・烈日炎炎，鍛煉需有方……125
・調息靜心，科學起居……127
・夏至時節，慎防夏打盹……129
・夏天也會感冒，小心熱傷風……132
・夏至習俗鑒賞……134

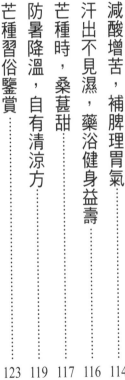

小暑

．到了小暑，嚴防食物中毒……136
．大量飲水，當防水中毒……138
．夏日炎炎，注意腸胃安康……140
．小暑吃大蒜，疾病減一半……142
．小暑吃薑，生活更健康……144
．小暑習俗鑒賞……146

大暑

．日食二合米，勝似參芪一大包……149
．冬病夏治，防患於未然……151
．大暑大暑，防情緒中暑……153
．常呆空調房，小心空調病……155
．大暑習俗鑒賞……157

立秋

‧立秋養生，重點養肺……160
‧少辛多酸，慎添秋膘……163
‧趕跑「秋燥」，滋潤過秋天……165
‧秋季穿衣，小心衣領病……167
‧立秋習俗鑒賞……169

處暑

‧處暑時節，鴨子走俏……172
‧秋老虎，毒如虎……174
‧處暑後，調作息……175
‧處暑過後，注意預病……177
‧處暑習俗鑒賞……179

白露

・秋季天乾燥，護膚很重要……181
・白露節飲茶，也有宜與忌……184
・秋季要養陰，適度防濫補……186
・養陰補氣，預防哮喘……189
・白露習俗鑒賞……191

秋分

・秋季吃水果，先分清個性……194
・秋分吃南瓜，養心又養肺……197
・神志安寧，避肅殺之氣……199
・秋分起兮蟹肉美……201
・秋分習俗鑒賞……203

寒露

‧禦寒鍛鍊，從冷水浴開始……205
‧寒露喝粥，養陰去燥……207
‧金秋板栗，健腎補脾……209
‧節欲保精，頤養天年……211
‧寒露習俗鑒賞……213

霜降

‧霜降天，吃柿子……214
‧秋冬蘿蔔小人參，不勞醫生開藥方……216
‧霜降秋正涼，運動保健康……218
‧霜降寒氣重，防心梗要當先……220
‧霜降習俗鑒賞……222

立冬

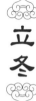

- 立冬養生，斂陰護陽 …… 225
- 護陽溫補，平安一冬 …… 227
- 防寒傷腎，健康長壽 …… 230
- 立冬後保健，關鍵要暖心 …… 232
- 立冬習俗鑒賞 …… 235

小雪

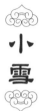

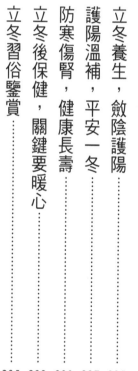

- 小雪防寒，也需清內火 …… 237
- 小雪時節吃紅薯，風調雨順到大暑 …… 238
- 小雪之後，需防抑鬱 …… 240
- 足是人之底，一天一次洗 …… 242
- 小雪習俗鑒賞 …… 244

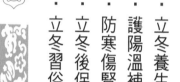

大雪

· 大雪補得好，一年不受寒……246
· 常開窗通風，健腦提神……249
· 「大雪」飄然到，吃點山楂好……251
· 冬吃羊肉賽人參，保暖驅寒又防病……253
· 大雪習俗鑒賞……255

冬至

· 動靜結合，避免陽氣受損……257
· 火鍋雖好，需防疾病……259
· 寒冷時節，喝湯有講究……261
· 冬至進補，吃點堅果……263
· 冬至習俗鑒賞……267

小寒

・小寒跑一跑，疾病早逃跑……270
・背宜常暖，胸宜常護……272
・小寒時節到，養生主打粥……274
・小寒習俗鑒賞……276

大寒

・大寒大寒，防風禦寒……278
・大寒一到，冬藕最俏……280
・固護脾腎，調養肝血……282
・天寒地凍，預防凍瘡……284
・大寒習俗鑒賞……285

立春

立春養生，莫忘「咬」春宴

隨著生活水準的提高，人們越來越重視養生。說到養生人們自然會想到飲食，飲食養生是養生方法的一個重要方面，飲食養生需要把握一個基本原則，那就是順應天時。立春是二十四節氣之首，也是春天的開始，氣溫逐漸升高，陽氣開始生發，人體也應該順應大自然的變化，人之陽氣也應步步升發。

關於立春的飲食文化歷史悠久，民間在立春這一天要吃一些春天的新鮮蔬菜，即俗稱的「咬春」，據說「咬春」以後，整個春天不會犯睏呢！在唐《四時寶鏡》中記載：「立春，食蘆、春餅、生菜，號『菜盤』。」這說明在唐代人們就已經開始吃春盤、吃春餅。春餅是一種燙麵薄餅，用兩小塊水麵，中間抹油，擀成薄餅，烙熟後可揭成兩

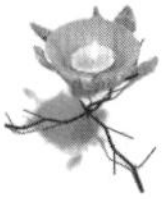

張，然後用春餅把菜捲起來就可以食用。

在清代還有專門的《咬春詩》：「暖律潛催臘底春，登筵生菜記芳辰；靈根屬土含冰脆，細縷堆盤切玉勻。佐酒暗香生匕梜，加餐清響動牙唇；帝城節物鄉園味，取次關心白髮新。」由此可見，我國古代咬春的風俗非常濃郁。

時至今日，有一些地區依然流傳著「咬春」的習俗，比如，老北京人會在立春這一天吃春餅，把新鮮的蔬菜捲在餅裡，香噴噴地，口感柔韌耐嚼，吃後身體暖洋洋。當然，還要記得給小孩子買蘿蔔咬咬春。

也許有的人會感到非常不解，爲什麼要在立春這天吃蘿蔔呢？因爲蘿蔔屬於辛味食物，有辛甘發散的功效，有利於升發和保護陽氣。其實，人們吃春餅的眞正用意也在於此，春餅裡捲著各種新鮮蔬菜，如韭黃、韭菜、小蔥等辛味食物。

隨著人們飲食的多樣化，「咬春」宴上也不再只是蘿蔔、生菜，春餅了，但凡可咬可食可補之物，都被人們搬上了餐桌，有葷有素，有中有洋，組成了現代咬春宴，更有「春味」。在這裡，我給大家推薦一種千萬不能錯過的咬春佳蔬——薺菜。

薺菜營養價值和藥用價值都很高，具有明目、清涼、解熱、利尿、治痢等藥效，在春天食用，對防治感冒、小兒痲疹都有一定作用。所以，外出郊遊的時候，不妨去郊外麥田邊、向陽處尋找薺菜的身影。輕輕地把它挖出來，回家擇洗乾淨，或沾醬吃，或炒雞蛋吃。最好的吃法是把它剁碎，與豬肉混合做餡包餃子，那才叫一個鮮美！民間不是有這樣一個說法嗎？「寧吃薺菜鮮，不吃白菜餡。」

「咬春」的蔬菜已經準備好了，現在我們再來說說「咬春」的主角——春餅，如何才能做出又薄又鬆軟的春餅呢？

第一步，要用稍熱的溫水和麵，目的是讓麵不像烙餅那麼筋道不好咬，而且要現和現烙，不用長時間醒麵，這都是保證餅鬆軟的措施。

第二步，麵和得很軟，搓成條，揪成麵劑子。

第三步，取兩個劑子用手按扁，中間塗上油壓在一起，用擀麵杖將其擀薄。

第四步，平底鍋放少許油燒熱，用擀麵棍幫助將擀好的薄餅放在裡面，蓋好鍋蓋。

第五步，中火約2～3分鐘，翻個面兒，蓋鍋蓋再煎2分鐘，春餅就可以出鍋了。

將烙好的春餅攤開，放上生菜，炒熟的韭菜、韭黃、薺菜、豆芽、馬鈴薯絲，用春餅把它們一捲，就可以吃了。入口筋道，鮮香撲鼻，保證讓你吃得「春風滿面」，回味無窮。

乍暖還寒，慎防寒邪入侵

立春是一年當中的第一個節氣，是二十四節氣之首，「立」字有著開始的意思，它揭開了春天的序幕，進入立春以後，大地萬物開始復蘇，到處都呈現出一片生機勃勃，一年四季從這裡開始。

立春總是給人春暖花開、欣欣向榮的印象。一到立春，人們就按捺不住喜悅的心情，著急地將身上厚厚的冬裝脫掉，將輕便的春裝穿上身。殊不知，這樣做很容易招惹疾病。立春正值「乍暖還寒」的時期，此時的天氣就像娃娃的臉，時而溫暖，時而寒冷，而且晝夜溫差大，此時，人們的著裝要謹記「春捂秋凍」，慎防感冒。

「春捂秋凍」是我國古人根據春、秋兩季氣候變化特點，提出的穿著方面的養生原則。「春捂」的意思是說，春季穿衣要注意保暖，切不可因天氣一時轉暖，馬上就減掉衣服。

春寒雖然不會再像寒冬臘月那麼冷，但是由於人們在穿著上的變化，再加上人體表面的毛細血管逐漸開放，使得皮膚腠理變得疏鬆，這樣就會對風寒之邪抵抗能力有所減弱，容易感受風邪而致病。這也是春季呼吸道疾病患者特別多的一個原因。

我們知道，養生的一個重要原則就是順應天時，春季養生就應根據春天陽氣生發、萬物始生的這麼一個特點，然後逐漸從「秋冬養陰」過渡到「春夏養陽」，在這個過渡期要特別注意保護陽氣。

「春捂」就是保護人體陽氣的一個重要體現，立春之後，人們所穿的衣物一定要保暖、擋風、防寒，同時還要注意適量地增減衣服，對於嬰幼兒、老人、孕產婦更應該如此。要做到早晚增衣、中午減衣。

要使身體能夠適應氣候的變化，減少疾病，「春捂」只是一個方面，更重要的是要注意鍛鍊身體、增強體質。

一日之計在於晨，一年之計在於春。春天的到來，適當增加體育鍛鍊，投入大自然的懷抱，在山水美景中陶冶情操，舒展身心，收穫健康的同時也收穫開心，是一件多麼令人愉悅的事情啊！

不過，初春開始運動不要操之過急，選擇的運動項目不宜過於激烈，可以散步、做做操、打打太極拳，這些運動都非常適合初春鍛鍊。每次鍛鍊時，身體微微出汗即可，切不可大汗淋漓。否則，就會導致陽氣的外泄，不利於陽氣的生發。此外，運動要持之以恆，三天打魚兩天曬網的運動方式，是不能取得良好健身效果的。

立春多吃蔥薑蒜，防害殺菌好處多

我國民間有一句俗話說得很好：「吃好蔥薑蒜，病痛少一半。」蔥、薑、蒜不僅僅只是大家日常生活必備的調味品，同時它們還是一些具有神奇功效的良藥，正所謂「藥食同源」。如果將蔥薑蒜用到了妙處，就可以發揮藥物的功能，健身防病，特別是在乍暖還寒的立春時節，人們更應該好好地利用蔥薑蒜。

在歷代名人中，都不乏以蔥、薑、蒜養生和治病的例子。比如，孔子就懂得以生薑養生的功效，他在《論語·鄉黨》中指出：「不撤薑食，不多食。」孔子在一年四季的飲食中都離不開薑，但是每一次並不會多吃。

孔聖人終年時73歲高齡，這個年齡在當時那個年代已經是相當高的了，孔子的高齡與他科學的飲食養生習慣，有著不可分割的關聯。也許就與他每次吃完飯以後，嚼食一些薑片的習慣有關呢！

生薑歷來就有著溫中止嘔、解表散寒等功效。我國現存歷史上最早的中藥專著《神農本草經》中記載：薑有「溫中、止血、出汗、逐風」等功效，能治療人體的濕痛，以及在受冷之後所引起的腹痛、腹瀉。

用生薑30克，切成薑片，蔥白15克，再加上適量的紅糖一起煎湯，煎好以後趁熱飲服，這種湯劑對外感風寒、寒冷腹痛或是受雨淋之後，及感冒初期出現無汗、頭痛、發熱等，都能很快地見到療效。

生薑所含的薑醇、薑烯，以及薑辣素，都具有很好地鎮痛消炎的作用。在牙痛時，切上一小片生薑放於牙痛部位，然後用牙齒咬住，具有止痛的效果。

接著我們再來說說蔥，民間諺語曰：「香蔥蘸醬，越吃越壯。」相傳神農嘗百草找出蔥後，便作爲日常膳食的調味品，各種菜餚必加香蔥而調和，故蔥又有「和事草」的雅號。

蔥含有揮發油，這種油的主要成分爲蔥辣素，具有比較強的殺菌以及抑制細菌、病毒的功效。《神農本草經》曰「主傷寒寒熱，出汗，中風，面目腫。」當呼吸道傳染疾病流行時，吃上一些生蔥有預防的作用。此外，蔥還能夠有效地治療傷風感冒。

說到大蒜，可能很多人都會嗤之以鼻，因爲食用大蒜後，嘴裡殘留的味道，實在令人難以忍受。在這裡，告訴大家一個去蒜味的小方法，吃完蒜後喝些牛奶，要小口慢咽，這樣牛奶中的蛋白質就可以和蒜中的硫化物中和，能徹底消除難聞的口氣。

大蒜具有很強的殺菌、殺蟲、解毒、防腐等功效，入藥的時候，可以將它切成片、搗爛或絞汁。大蒜中含有一種殺菌力特別強的大蒜素，它能夠殺滅多種病菌。在冬、春季節交替的時候，每天吃上幾瓣大蒜可以預防腸道傳染病。

用適量的大蒜搗爛以後口服，或用60克馬齒莧煎水以後沖泡蒜泥，經過濾取汁，每天分兩次口服，可預防春季痢疾、腸炎等腸道傳染病；用10%濃度的大蒜汁滴入鼻孔，每天1次，每次2～3滴，連滴兩天，或取少量的蒜泥，用棉花封裹嚴實以後交替塞入鼻孔，可以有效地預防流行性感冒。

立春到，養肝臟

常言道：「一年之計在於春」，做好春季養生，將是您健康一整年的美好開端。我國中醫學認爲：肝臟與草木相似，草木在春季萌發生長，肝臟在春季時功能也更加活躍。因此，初春養生以養肝護肝爲主。

•多飲水，少飲酒

初春時節，天氣寒冷乾燥，身體容易缺水，應該適當多喝水，以補充體液，增強血液循環，促進新陳代謝。多喝水還有利於消化吸收和排除體內廢物，減少代謝產物和毒素對肝臟的損害。

初春，天氣還比較寒冷，很多人喜歡喝點小酒暖暖身子，少量飲酒有利於通經、活血、化淤和肝臟陽氣之升發。一旦貪杯就會適得其反，因爲酒精要經過肝臟代謝，一次喝太多的酒，超過了肝臟代謝能力，就會傷害肝臟。

●多食蘿蔔韭菜

立春後飲食要注意保護陽氣，多吃辛溫發散的食物，如多用豆豉、蔥、薑、香菜、蒿子、韭菜、蘿蔔、蝦仁等有利陽氣生發的食物來調味。

另外，還要少酸多甘，多食用口味微甜的甘潤食品，如：梨、桂圓、銀耳、大棗、百合、荸薺等。而酸味食品有收斂作用，不利於陽氣的生發和肝氣的疏泄。

●心情舒暢，肝氣順調

肝喜疏惡鬱，生氣發怒易導致肝臟氣血淤滯不暢而成疾。因此，護肝要從心情著手，養肝的關鍵就是要保持心情舒暢，防止「肝火上升」，即使生氣也不要超過3分鐘，盡力做到心平氣和、樂觀開朗，從而使肝火熄滅，肝氣正常升發、順調。

●適量運動，保健肝臟

立春以後，開展一些適合時令的戶外活動，如散步、踏青、打太極拳等等，這些活動不僅能使氣血通暢，促進吐故納新，強身健體，還可以怡情養肝，從而達到護肝保健的目的。

・防止肝火過旺

春季天氣乾燥，肝功能增強，很容易導致肝火過旺，表現爲頭暈、面目紅赤、易暴怒、口乾舌燥、口臭、頭痛、頭暈、身體悶熱、舌苔增厚、失眠、月經失常等。肝火過旺的人，可以採用以下食療方來緩解——

菊花粥：將菊花採摘去蒂，烘乾或蒸後曬乾，或陰乾，然後磨粉備用。先以粳米100毫升，加水如常法煮粥，待粥將成時，調入菊花末10克，稍煮一、二沸即可。

芹菜粥：新鮮芹菜60克，粳米100克，放砂鍋內，加水如常法煮粥，每日早晚溫熱服食。應現煮現吃，不宜久放。

刀豆茶：刀豆根30克，加紅茶3克，水煎服。

此外，養肝可多吃豬肝或雞肝，尤其是那些看東西經常模模糊糊，用神太多者。

立春習俗鑒賞

「立春」意味著春天的開始，春天是美好的，人們熱愛春天，讚美春天，因爲她令萬物復蘇，令世界生機盎然。爲了迎接春天的到來，人們會在「立春」這一天，舉行紀念活動。

●祭芒神

在「立春」這一天，舉行紀念活動的歷史悠久，在三千多年前，就已經出現。當時，祭祀的句芒稱爲芒神，是主管農事的春神。

據有關的文獻記載，周朝會在這一天迎接「立春」，儀式是這樣的：立春前三日，天子齋戒，到了立春日，親率三公九卿諸侯大夫，到東方八里之郊迎春，祈求豐收。

也許你會問了，爲什麼要到東郊去迎春呢？這是因爲迎春活動祭拜的句芒神，居住在東方。

由此可見，中國古人對農業的重視。「立春」不僅象徵著春天的來臨，更是一個讓人感到奮進的節日。立春是古代勞動人民的一個時序節日，從「立春」這一天開始，天氣逐漸轉暖，人們就要開始下地幹活了。

●打春牛

山西民間流行著這樣一句歌詞——「春日春風動，春江春水流。春人飲春酒，春官鞭春牛。」山西在立春時節，盛行打春牛的活動。

山西舊俗，在立春前一天，有兩名藝人頂冠飾帶，一稱春官，一稱春吏。沿街高喊：「春來了」，俗稱「報春」。人們見到春官都要作揖禮謁。報春人遇到攤販，可以隨便拿取貨物、食品，店主笑臉相迎。

這一天，州、縣也要舉行隆重的「迎春」活動。前面是鼓樂儀仗隊擔任導引；中間是州、縣長官率領的僚屬；後面是農民隊伍，都執農具。來到城東郊，迎接先期做好的芒神與春牛。到芒神前，先行二跪六叩首禮。執事者舉壺爵，斟酒授長官，長官接酒酹地後，再二跪六叩首。然後到春牛前作揖。最後敲鑼打鼓地將芒神、春牛迎回城內。

等到立春時分，地方長官率領僚屬、農民鞭春。陰陽官先要舉行一定的傳統儀規。地方官主持迎春儀程，初獻爵、二獻爵、三獻爵。然後執彩鞭擊打春牛三匝，禮畢回署。眾農民將春牛打爛。

●春雞

立春這一天，女孩子剪綵爲燕，稱之爲「春雞」；貼羽爲蝶，稱之爲「春蛾」；纏絨爲杖，稱之爲「春杆」。將製做好的這些東西戴在頭上，一起來爭奇鬥豔。

晉東南地區的女孩子們，喜歡相互交換這些頭戴，據說這樣可以主蠶興旺；鄉寧等地習慣用絹製作小娃娃，取名爲「春娃」，然後佩帶在孩童身上；晉北地區講究縫上一個小布袋，在布袋裡裝上豆、穀等一些雜糧，然後掛在耕牛角上，取意六畜興旺，五穀豐登，在一年四季中，都能平安吉祥。

雨水

雨水到，防感冒

雨水有著兩層意思，一是指氣溫回升，降水漸增；二是指雪漸少，雨漸多。有一句諺語叫做——「立春天漸暖，雨水送肥忙」。農諺中有記載：「斗指壬爲雨水，東風解凍，冰雪皆散而爲水，化而爲雨，故名雨水。」

進入到「雨水」以後，大部分地區氣溫都會回升，但是冷空氣活動仍然比較頻繁，早晚比較冷，氣溫變化幅度較大，是全年當中寒潮過程出現最多的一個時節，民間稱爲「倒春寒」，此時最容易讓人生病。

因爲初春的降雨會引起氣溫驟然下降，尤其對老年人和小孩的身體健康威脅較大，溫度驟然下降時，老年人的血壓會明顯升高，易誘發心臟病、心肌梗塞等；小孩則易因

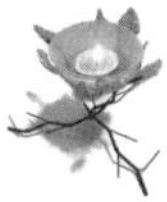

氣溫改變而引起呼吸系統疾病，導致感冒和發燒。

所以，在這裡還要再次提醒大家，春季要注意保暖，不要過早減少衣物。此外，還可以通過飲食增強體質，提高抗病的能力。

● 含鐵冠軍——櫻桃

櫻桃，營養豐富，其中鐵的含量最爲突出，它超過柑橘、梨和蘋果20倍以上，居水果首位。櫻桃本身性溫，味甘微酸，具有補中益氣，調中益顏及健脾開胃的功效。春天吃櫻桃有利於發汗、益氣、祛風，預防感冒。同時，也要提醒大家，櫻桃屬火，不可多食，以免上火。

● 潤腸大使——蜂蜜

春季天氣乾燥，人們應該多吃些滋陰潤肺的食品，蜂蜜就是這個季節中最爲理想的一種保健飲品。每天早、晚各飲用一杯，不但可以潤腸通便，還可以有效地預防感冒，清除掉體內的毒素。蜂蜜的飲服方法很簡單，沖服即可，不需煎煮。

● 脾胃守護神——韭菜

韭菜一年四季都有，可終年供人食用，但以春天食用最好。韭菜是一種嬌嫩鮮美的起陽草，有著「天然偉哥（威爾剛）」的稱號。韭菜性溫，最適宜保養人體陽氣，春季常吃韭菜，可以增強人體脾胃之氣，增強免疫力，從而達到預防感冒的效果。不過，由於韭菜進入人體以後不容易被消化，所以一次不能吃得太多。

●感冒剋星——菠菜

菠菜以春季爲最佳，它整個外型表現爲根紅葉綠，非常鮮嫩，吃起來也特別可口。春季上市的菠菜，對解毒、防春燥、防春季感冒都大有裨益。不過，菠菜中所含的草酸比較多，這樣有礙於機體對鈣和鐵的吸收，需要先用沸水燙軟一下再炒。

〔貼心提示〕菠菜豆腐湯是我國傳統的一道家常菜，因爲它的清淡爽口而深得人們喜愛。但是，需要提醒大家注意的是，菠菜不應該和豆腐、魚等含鈣量較多的食品搭配在一起吃，因爲草酸與鈣反應生成一種難以被人體吸收的草酸鈣，這種草酸鈣會影響到人體的腎功能，而且還可能會形成結晶物瀦留於泌尿道中，引起結石。

雨水節氣溫差大，溫暖關節保健康

進入「雨水」節氣以後，氣溫開始逐漸回升、冰雪融化、降水增多，是「百病好發」之際，也是關節炎的好發季節。在春季發生的骨關節痛，最爲常見的是老年性骨關節炎，特別是老人的手指、膝、髖、頸椎、腰椎、踝等在平日裡活動比較多的關節，很容易出現疼痛、僵硬、腫脹和不靈活的現象。

骨關節病給病人的生活帶來了不小的影響，不僅要受到病痛的折磨，而且行動上也多有不便，嚴重的還會導致殘疾，影響生活品質。因此，進入雨水節氣之後，人們就應該注意關節保暖，提前做好預防工作。

●防寒防潮

注意防寒防潮，就避免了關節炎的誘發因素，要防止受寒、淋雨和受潮；關節處要注意保暖，局部可用護膝、護腕或襪子手套等，不穿濕衣等；儘量使用溫水，避免直接接觸冷水。

●適當運動

對於沒有關節病變的人來說，適當的運動就是保護關節，並做好對負重關節的保護。而對於已有關節疾病的人來說，要求做無負重的運動，在此，爲大家推薦幾個適合鍛鍊關節的方法——

平躺「蹬自行車」：每天早、晚平躺在床上，模仿騎自行車的動作，雙手向上「抓」住車把，腳「蹬」著蹬子，這個動作可以讓踝關節到肩關節的各個關節都得到有效地鍛鍊。前年台灣不是有個報導，說有位老先生活了八十幾歲還想娶老婆，他的健康就是靠這個運動。

坐位伸膝：上半身與大腿呈90度的直角坐在床上，讓不舒服的膝關節儘量伸直，然後再用同側一隻手向下按膝蓋，與此同時，讓另一隻手使勁地去探摸伸展腳，兩隻手交替進行。

坐位垂膝擺動：坐在床邊，讓關節不舒服一側的小腿自然下垂，另一個腿壓在膝關節上按壓，同時要注意彎曲膝關節，這樣就可以達到鍛鍊的效果。

仰臥屈膝：仰臥在床上，讓關節不適一側的腿與身體成一個90度的直角，讓膝關節儘量的彎曲，然後讓另一條腿按壓彎曲的小腿，以增加膝關節的屈曲。

跪位屈膝：先是跪坐在床上，然後用整個上身的力量向身體的後方跪壓，這樣可以增加屈膝的角度，進行鍛鍊。

●合理飲食

關節炎病人的飲食是非常講究的，首先要進食高鈣食品，以確保骨質代謝的正常需要。老年人鈣的攝取量要比成年人多一半，每日鈣攝取量不宜少於1200毫克，宜多食牛奶、蛋類、豆製品、蔬果，必要時應補充鈣劑。

同時，還要多食用富含維生素D的食物，適量補充其他維生素和礦物質。飲食上應注意儘量少吃高嘌呤食物，忌酒。高嘌呤食物包括動物內臟、海水魚、蝦、蟹和肉類等等。

此外，關節炎患者還應該保持一個平和的心態，研究表明，心理壓力和精神創傷與關節炎的起病有關，精神受刺激、過度悲傷等心理異常狀態也會誘發類風濕性關節炎。所以，保持心情舒暢對預防類風濕性關節炎有很重要的意義。

好雨知時節，喝粥養脾胃

雨水之後，降雪已不多見，雪開始變成雨水降落，此時，江淮地區的天氣也發生顯著變化，冷空氣影響前後，氣溫變化幅度大，冷暖氣團交會時，會出現連續陰雨雪天氣。但在北方則處於春旱季節，「春雨貴如油」是其眞實寫照。

根據雨水節氣對自然界的影響，此時養生重點爲「調養脾胃」。脾胃爲「後天之本」，「氣血生化之源」，脾胃的強弱決定著人的健康長壽。明代醫家張景嶽說過：「土氣爲萬物之源，胃氣爲養生之主。胃強則強，胃弱則弱，有胃則生，無胃則死，是以養生家必當以脾胃爲先。」可見，脾胃健旺是人健康長壽的基礎。

早春時節，粥是最利於健脾的食物，可以幫助脾胃滋陰，平衡健旺的陽氣。在我國古代醫輯《千金方》中記載：「春時宜食粥」。

- **黑米黨參粥**

原料：黨參、白茯苓各15克，生薑塊5克，黑米100克，冰糖60克。

做法：加上適量的水，將上述材料一同放入鍋內共煮成粥。

功效：黑米黨參粥具有補中益氣、健脾養目的作用，特別適合氣虛體弱、脾胃虛弱的患者食用。

●菠菜粥

原料：菠菜500克，粳米（白米）200克，豬油25克，鹽5克，味精少量，胡椒粉2克。

做法：加上適量的水，將上述材料一同放入鍋內共煮成粥，即可食用。

功效：菠菜粥具有養血止血、斂陰潤燥、通利腸胃的作用。

●山藥薏米粥

原料：小米100克，薏米30克，蓮子15克，乾棗10克，山藥30克，白砂糖30克。

做法：將上述材料共煮粥，粥熟後，加白糖少許。空腹食用，每日2次。

功效：健脾益氣。適用於脾虛、食少納呆、腹脹便溏、肢體無力等症。

春眠不覺曉，防春睏有新招

春眠不覺曉，一到春天，身體就開始變得懶洋洋的，早晨太陽都曬屁股了，可你還不願意起床，總有一種睡不醒的感覺。這就是中醫所說的「春睏」，爲什麼會發生「春睏」呢？

在冬季，大腦已經習慣了在氧氣充足的狀態下工作，但到了春天，氣溫上升，血管逐漸擴張，血流量大大增加，汗腺與毛孔隨之開放。但人體血液總量並沒有增加，從而使大腦血液供應量相對減少，大腦功能不足。再加上春天溫暖的氣候和較高的濕度，對大腦皮層產生鎮靜和催眠作用，人們就會感覺昏昏欲睡。

「春睏」主要是與天氣、工作、飲食、睡眠、運動不當有關。不過，人們無需緊張，春睏並不是一種疾病，它是人體生理機能隨自然氣候變化以後所發生的一種生理現象。我們可以用科學的做法來預防春睏。

●進行飲食調節

預防春睏，首先就要從飲食入手，機體體液偏酸時，人就容易犯睏，多吃些鹼性食物，如蘋果、海帶及新鮮蔬菜等，可中和肌肉疲勞時產生的酸性物質，消除疲勞。

多吃維生素含量豐富的食物，能加快處理體內積存的代謝產物，減輕疲倦，如胡蘿蔔、青椒、香菜、柑橘、番茄、馬鈴薯等。

攝入含咖啡因的食物，可增加呼吸頻率，促使腎上腺素分泌，興奮神經系統，對抗疲倦。平時人們應適當地喝茶，喝咖啡。

此外，人們應少吃熱性食物，如辛辣、煎炸烤食品，這些食品易致胃火上升，陰陽上亢，出現眼睛腫痛、臉腫，乃至心火上升。內火易傷人體氣陰，導致免疫力下降，從而影響人的精神狀態和工作情緒，出現嗜睡、失眠、頭暈、工作精力不集中等問題，加重「春睏」的症狀。

●平日裡應多運動

進入雨水節氣之後，大地回春，萬物復蘇，這個時候人們應該多走出戶外，進行一些適量的健身鍛鍊項目，能有效改善人體的生理機能，使身體呼吸代謝功能增大，加速體內循環，提高大腦供氧量，有助於緩解春睏。

早春時節，最適合的運動就是踏青，新鮮空氣中負離子含量較多，可補充細胞負電荷作用於人體神經末梢感受器，調節中樞神經系統，改善大腦皮質功能，同時行走時肌肉有節奏地舒張與收縮，驅動了血液循環，使臟器新陳代謝處於最佳的狀態，消除疲勞，振奮精神。

●刺激機體感覺

改善春睏的症狀，還可以適當刺激機體，比如穴位按摩，按壓太陽穴、內關、風池、足三里，每日早晚各一次，每次3分鐘。另外，按壓雙足拇趾內側也ＯＫ。

值得一提的是，隨著氣溫升高，人們應逐漸減少所穿衣服，以減少末梢血管舒張。

養成定時作息習慣，清晨早起，加強鍛鍊，以促進和改善血液循環，使大腦得到更多的血液供應，改善人體對氧氣的利用狀況。

雨水習俗鑑賞

雨水是二十四個節氣中的第二個節氣，雨水節氣一般從2月18日或19日開始，到3月4日或5日結束。雨水和穀雨、小雪、大雪一樣，都是反映著降水現象的一個節氣。

雨水不僅表徵降雨的開始以及雨量的增多，而且還表示著氣溫的升高。雨水前，天氣相對來說還比較寒冷。但是，雨水過後，人們就會明顯地感覺到春回大地，春暖花開，它的到來有著沁人的氣息，激勵著我們每一個人的身心，爲了迎接雨水的到來，民間有很多相關的習俗。

●占稻色

所謂「占稻色」就是指通過爆炒糯穀米花，用來占卜這一年稻穀的豐收與否，以及用來預測稻穀的成色。

成色好也就意味著有著很高的產量，反過來成色不足則意味著產量低。而「成色」的好與壞，直接從爆出的糯米花可以看出來。爆出來白花花的糯米越多，就代表著今年稻穀的收成越好；而爆出來的米花越少，則意味著是年收成不好，米價將可能會提升。

●送雨水

在四川成都東山客家雨水節的民間習俗是女兒給父母、女婿給岳父母送節。女婿送節的禮品通常是一丈二尺長的紅棉帶，這條紅棉帶被稱爲是「接壽」，意思是祈求岳父母「壽緣」長，長命百歲。

女兒送節的典型禮品就是「寄生」燉豬蹄或是燉雞。女兒用沙罐將「寄生」燉好以後的豬腳、雞湯用紅紙、紅繩封好罐口，再由女婿恭敬地給岳父母送去。這是女婿對辛辛苦苦將女兒養育成人的岳父母，表示無比的感恩和尊敬。

如果是新婚女婿送節，岳父母還要回贈一把雨傘，讓女婿在出門奔波以後，可以遮風擋雨，象徵著女婿的人生旅途會順利平安。

這就是東山客家「送雨水」習俗，也被稱作爲是「送寄生」、「燉雨水」。

●撞拜寄

在我國川西民間，雨水節是一個非常富有想像力和人情味的節氣。這一天不管是下雨還是不下雨，都會同樣充滿一種雨意濛濛的詩情畫意。

早晨天剛微微亮，霧濛濛的大路兩邊就有一些年輕婦女，手牽著幼小的兒子或者是女兒，在這裡等待第一個從他們面前經過的行人。而一旦有人經過，也不管是男、是

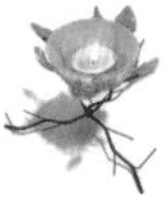

女，是老、是少，都會直接上前去攔住對方，就把自己的兒子或女兒按捺在地，給這個人磕頭拜寄，讓孩子給對方做乾兒子或乾女兒。

這在川西民間被稱之爲是「撞拜寄」，即便是事先沒有預定的目標，也就是撞著誰就是誰。「撞拜寄」的目地就是爲了讓兒女更加順利、健康地成長。當然，「撞拜寄」現在一般只在農村還保留著這一習俗，城裡人一般都是將孩子「拜寄」給自己的朋友、同學或同事。

●回娘屋

雨水節回娘屋是流行於川西一帶的另一項風俗習慣。民間到了雨水節這一天，出嫁以後的女兒，都會紛紛帶上禮物回到娘家拜望自己的父母。

生育了孩子的婦女，還必須帶上罐罐肉、椅子等禮物，感謝父母對自己的養育之恩。結婚以後長時間沒有懷孕的婦女，則由她們的母親爲其縫製一條紅褲子，穿到貼身處，據說這樣做以後，可使其儘快地懷孕生子。這一項風俗現在仍然是在農村流行。

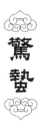

驚蟄

驚蟄雷動，百蟲「驚而出走」

每年西曆的3月6日左右爲驚蟄，驚蟄是二十四節氣之一，「蟄」是藏的意思。所以，「驚蟄」是指鑽到泥土裡越冬的小動物，被雷聲吵醒，開始出來活動。在《月令七十二候集解》中有這樣的記載——「二月節，萬物出乎震，震爲雷，故曰驚蟄。是蟄蟲驚而出走矣！」

我國古代將驚蟄分爲三候：「一候桃始華；二候倉庚（黃鸝）鳴；三候鷹化爲鳩。」一句話描述出驚蟄時節已是一個桃花紅、李花白，黃鶯鳴叫、燕飛來的時節。此時大部分地區都已進入了春耕，驚醒了蟄伏在泥土中冬眠的各種昆蟲，過冬的蟲卵也開始孵化了。

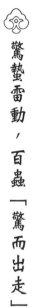

「春雷驚百蟲」，溫暖的氣候條件給細菌、病毒的繁殖、生長創造了條件，各種病毒和細菌開始活躍起來，人們的身體健康也經歷著嚴峻的考驗。早春時節爲痲疹、流行性腦脊髓膜炎、手足口病的好發季節，這些傳染疾病常常以兒童爲主要襲擊對象。預防傳染病的發生，最基本的要求就是講究衛生，從根源上切斷疾病傳播的途徑。

● 養成良好的衛生習慣

很多傳染病的發生都與不講衛生密切相關，養成良好的衛生習慣，是預防傳染病的首要措施。要養成飯前便後洗手的習慣，不隨地吐痰，不吃不潔的食物，不亂丟垃圾；經常開窗通風，保持室內空氣新鮮；搞好家庭環境衛生，保持室內和周圍環境清潔。

● 提高免疫力

兒童免疫力較成人差，平時鼓勵兒童積極鍛鍊身體，增強體質，提高免疫力；養成良好的生活習慣，飲食均衡，作息規律，多喝水，加快機體代謝功能；做好預防接種工作，這是預防傳染病的最有效手段。

● 控制傳染源

不少傳染病在開始發病以前，就已具備傳染性，當發病初期表現出傳染病症狀時，傳染性最強。所以，對傳染病人要儘早發現、早治療、早隔離，防止傳染病蔓延。傳染病人用過的物品及房間應進行消毒，如在日光下晾曬衣被，房內門把手、桌面、地面用含氯消毒劑噴灑、擦拭。這是預防傳染病的一項重要措施。

●保護易感人群

在傳染病流行期間應注意保護易感者，不要讓易感者與傳染源接觸，平時要儘量少去人多，擁擠，尤其是通風不暢的公共場所，以減少被傳染的機會。

此外，易感人群應該積極參加體育運動，鍛鍊身體，增強抗病能力。搞好個人衛生，消滅蒼蠅、老鼠、臭蟲等傳播疾病的動物，對於控制傳染病的流行能起很大的作用。

驚蟄暖，飲食宜清

「春雷響，萬物長」，驚蟄之後，天氣轉暖，此時是全年氣溫回升最快的節氣，日照充足，並漸有春雷出現，雨水增多，良好的環境也給細菌、病毒的繁殖創造了條件。

《黃帝內經》曰：「正氣存內，邪不可干。」在人體正氣強盛的情況下，邪氣不易侵入機體，也就不會生病，所以增強體質，提高抗病能力很重要。在日常飲食中應做到飲食品種的多樣化，以保證人體能夠得到豐富而充足的營養素供給。

• 以清淡飲食為主

由於驚蟄後的天氣明顯變暖，不但各種動物開始活動，微生物也開始生長繁殖，此時，是傳染病多發的日子，要預防季節性傳染病的發生，應多吃清淡食物，例如：芝麻、糯米、蜂蜜、豆腐、魚、甘蔗，以及新鮮蔬菜等等。

另外，還要加強維生素的攝入，特別是維生素C的攝入，它能明顯提高人體抗病能力，維生素C含量豐富的食物有辣椒、苦瓜、甘藍、菜花、芥菜、菠菜、木耳菜、西蘭花、香菜、莧菜、蘆筍、山楂、柑橘、芭樂、桂圓、荔枝、木瓜等。

• 適當進補

驚蟄飲食原則爲保陰潛陽，可適當選用一些補品，以提高免疫功能。應選服具有調血補氣、健脾補腎的補品。像清補菜鴨、枸杞銀耳羹、荸薺蘿蔔汁、蟲草山藥燒牛髓、扁豆粥等。或食用一些海參、蟹肉、銀耳等，燥烈辛辣之品應少吃。

• 多吃滋陰潤燥食物

在「草木縱橫舒」的驚蟄時節，乾燥的氣候易使人口乾舌燥、咽痛喑啞，一些細菌也開始活動，易患呼吸道疾病。加上冬天辛熱食品吃得較多，積鬱的熱毒驚蟄後要向外發散，吃些甘涼的東西有助於滋陰。

驚蟄時節不妨吃梨，梨，性寒、味甘，有清熱養陰，潤肺止咳的功效，且含豐富的果酸、維生素等。梨的吃法有很多，生食、蒸、榨汁、燒烤或水煮皆可。

但梨的性質寒涼，一次不宜多吃，否則反而會傷脾胃，脾胃虛寒的人不妨選擇食用優酪乳、枇杷、百合、銀耳、蓮藕、山藥等，同樣具有滋陰潤肺的功效。

驚蟄到，梳頭理經絡

晉朝嵇康在他所著的《養生論》中有這樣一句話：「春三月，每朝梳頭一、二百下，壽自高。」很多時候，人們只把梳頭看作是美容的一種方式，並沒有將梳頭與一個人健康長壽聯繫在一起。

但是，我國古人一向崇尚梳頭，並用親身經歷證明春晨梳頭是一種有效的、簡易可行的保健手段。「覺來如見天窗白，短髮蕭蕭起自梳」；「兩目神光穿夜戶，一頭胎髮入晨梳」——這是壽終85歲高齡的南宋詩人陸遊，將梳頭養生的舉動寫入自己的詩中。

嵇康特別強調在春天早上勤梳頭，這種說法到底有沒有道理呢？春天是陽氣升發的季節，在這個季節，體內的陽氣也在順應自然的開始而升發。《黃帝內經》中稱：「頭者，精明之府」，這說明頭部是人體經絡彙集的重要部位，刺激頭部穴位，對身體健康非常有益。

所以，在春天的早晨，在體內陽氣剛剛生發之時，應適當梳梳頭，以刺激頭部的眾多經穴，使體內陽氣升發舒暢，氣血流通，整個人也會變得神清氣爽。

當然，梳頭也是有一定講究的。每日晨醒、午休、晚上睡覺前，或練氣功或按摩結束後，用雙手十指，自額上髮際開始，由前向後梳至後髮際，這稱之爲「乾梳頭」，就是不借助梳子梳頭。動作以緩慢柔和爲佳，邊梳邊揉擦頭皮更好。次數不限，時間約10分鐘。日久則感到頭腦清晰、睡眠轉佳，頭髮光潤。

與「乾梳頭」不同的是，有些人習慣借助梳子梳頭。首先，要選上一把適當的梳子，以牛角梳、木梳等不會產生靜電的爲最佳，同時還要注意梳齒疏密適中，齒端不能太過於尖銳，並且要時時保持梳子的清潔。

其次，就是要講求梳法，可以先從頭頂順著頭髮生長的方向從髮根梳到髮尾，然後再俯身從後頸髮根向下梳到髮尾；而對於那些隨著年齡增長，頭髮已經變得稀疏甚至快掉光的老年男性來說，也可以直接用手指代替梳子來「梳頭」。在進行「指梳」的時候，可以由前髮際慢慢梳向後髮際，邊梳的同時還要邊揉擦頭皮。

在梳頭髮的時候，最好是以中等力度和速度進行，一直梳至頭皮微熱爲好，每次至少連續進入百十下，每天早晚各一次，而時間比較充裕的老人在午休前，也可以多做一次，但是必須要長期堅持才能夠起到保健之效。

梳頭，讓梳子在頭皮上輕輕劃過，可刺激頭皮神經末梢通過大腦皮層，調節頭部神經功能，鬆弛頭部神經緊張狀態，促進血液循環，特別是對於有神經衰弱症狀或神經性頭痛的人，效果非常好。另外，當工作勞累時，用手指代替梳子在頭上撓幾下，也會使你感到十分輕鬆。

三月春雷動，人們忙運動

春暖花開，萬物復蘇，冬眠一季的動物們都逐漸蘇醒過來了，人體的各種機能也慢慢從「冬眠」中蘇醒過來。人類雖然不會進入冬眠，但人體內的代謝過程也會隨季節的變化而變化，通常，冬季人體內新陳代謝的過程相當緩慢，因爲負責把血液運送到體內組織中去的毛細血管被關閉起來。

然而，隨著春季的到來，人體就發生了變化，如血液循環加快，將大量氧氣和營養物質及時運送到各組織器官，以滿足生長發育的需要；與此同時，排泄器官也在加緊工作，把代謝所產生出來的廢物迅速排出體外；各器官、組織和細胞的活動非常活躍，代謝異常旺盛，這些變化在兒童和青少年身上，表現得更爲明顯。

所以，這個時候人們的身體也該動一動了，適當參加一些運動，可以使機體更快適應這個春天，而且還能提高抗病能力，讓你和春天一樣，充滿朝氣和活力，對於青少年來說，將能更好地促進生長發育。

●補脾坐功

身體自然放鬆，端坐，閉口，然後用鼻緩慢深長地呼吸。然後用左手向左側用力伸展外拉，同時右肘彎曲並向右用力，擺出一副開弓射箭狀。堅持2分鐘，左、右交換動作，做反方向開弓姿勢，每一次鍛鍊如此反覆做10次。這種方法可以防治肩痛、頭頸痛、眼花等症狀。

●意想寧心功

腰背挺直，端坐在椅子上，兩腳分開與肩同寬，大腿與小腿之間呈90度，軀幹伸直，身體放鬆，下頜向內微收，將兩手掌互相摩擦64下。然後將左手放在小腹前，手心對正小腹相距10公分。右手抬起手心對正心臟部位，心中暗想心臟是紅色的，手心離胸部約10公分，每次做10分鐘。

這種方法對風濕性心臟病、冠心病、心動過速、心律不齊等病症有一定的療效。

●觀想丹田功

自然站立，雙腳分開與肩同寬，雙臂自然放鬆下垂，掌心朝內側，中指指尖緊貼風市穴（位於下肢的大腿外側部），拔頂，舌抵上齶，提肛，做到心無雜念。

全身放鬆，意念觀想中丹田，部位在肚臍至命門分爲十等份，在肚臍內三等份處。這個部位就相當於爲幽門和腸腺的部位，觀想此丹田促使胃腸蠕動，胃液和腸液分泌增多，氣沉丹田疏通百脈。

這種方法對肝、胰、膽、胃之功能的康復，以及提高都有著相當大的益處。

●轉趾放鬆功

雙腳自然站立，雙臂自然下垂，兩掌心貼近股骨外側，中指指尖緊貼住風市穴，拔頂，舌抵上齶，去除心中雜念。

屈膝蹲身，雙手手心緊貼兩膝蓋上，意念膝關節沿右腳大趾、小趾、左足跟、左腳小趾，接著左腳大趾在原地劃圓弧順時針轉36圈，再向相反方向逆時針轉36圈。此方法適應關節炎、風濕性關節炎、踝關節疼、下肢麻木等症。

驚蟄習俗鑒賞

驚蟄的意思是天氣回暖，春雷始鳴，驚醒蟄伏於地下冬眠的昆蟲。古代勞動人民自古很重視驚蟄節氣，把它視爲春耕開始的日子。民間有句諺語是這樣說的——「過了驚蟄節，春耕不能歇」、「九盡楊花開，農活一齊來」。由此可見，這個節氣在農忙上的重要意義。

爲了紀念這個特殊的日子，在我國很多地方都有著一些民間的習俗，有祭白虎及打小人的儀式等一些非常有趣的習俗。從這些習俗中，我們也可以看出人們對驚蟄這一天的重視，以及對未來的美好祈福。

●飲食習俗

在驚蟄這一天，全國各地都有一些飲食習俗，雖然這些習俗各不相同，但表達的意思都是相近的，都是對未來豐收的期盼。

在山東一些地區，農民在驚蟄這一天，會在庭院之中生火爐烙煎餅，意爲煙薰火燎整死害蟲。在陝西，一些地區過驚蟄會吃炒豆。人們將黃豆用鹽水浸泡後放在鍋中爆炒，發出劈啪的聲音，象徵蟲子在鍋中受煎熬時的蹦跳之聲。在山西的雁北地區，農民在驚蟄日要吃梨，意爲與害蟲別離。

就連少數民族地區也有過驚蟄的習俗，廣西金秀縣的瑶族在驚蟄這一天，家家都要吃「炒蟲」，蟲炒熟後，全家人圍坐在一起，邊吃邊喊：「吃炒蟲了，吃炒蟲了！」盡興處還要比賽，誰吃得越快，嚼得越響，大家就來祝賀他爲消滅害蟲立了大功。

●祭白虎

中國的民間有一種傳說，說白虎是口舌、是非之神，每年都會在驚蟄這天出來找食，開口就會傷人，如果是被牠咬的人，那麼這個人就會在這一年之內，常遭到邪惡小人的興波作浪，阻撓到他的前程發展，導致百般不順。因此，大家爲了自保，便在驚蟄那天祭白虎，請求白虎不要傷害自己，祝福自己在新的一年順風順水。

所謂的祭白虎，就是指拜祭用紙繪製的白老虎，紙老虎一般被畫作黃色黑斑紋，口角畫有一對獠牙。在對牠進行拜祭的時候，需要用豬血來餵牠，使其吃飽以後不再出口傷人，接著再用生肥肉抹在紙老虎的嘴上，使之充滿油水，便不能張口說人是非。

●打小人

雷打驚蟄節，平地一聲雷，喚醒所有冬眠中的蛇蟲鼠蟻，於是家中的爬蟲走蟻就會應聲而起，開始四處覓食。所以，在古時驚蟄這一天，人們會手持清蒿、艾草，煙薰家中四角，以這些植物的香味來驅趕蛇、蟲、蚊、鼠和黴味。久而久之，漸漸演變成不順心的人，用來拍打對頭人和驅趕楣運的習慣，也就是「打小人」的前身。

所以，每年驚蟄那天便會出現一個有趣的場景：婦人一邊用木拖鞋拍打著紙公仔，一邊口中還念念有詞：「打你個小人頭，打到你有氣無手，打到你食親野都嘔！」的打小人咒語。很多人都將「打小人」神化，其實這純粹就是一種民間習俗而已，打小人的用意在於透過拍打代表對頭人的紙公仔，來驅趕自己身邊的小人瘟神，以此宣洩內心的不滿，大部分人去打小人，一般目的就是祈求在新的一年裡能夠事事如意。

春分

春分平和為本，忌大寒大熱

春分，古時又稱爲「日中」、「日夜分」、「仲春之月」，在每年的3月19日～22日中的一天。春分這一天，陽光直射赤道，晝夜平分。此後，陽光直射位置逐漸北移，北方球開始晝長夜短，正當春季，而南半球爲秋季。

在農曆書中有載「斗指壬爲春分，約行周天，南北兩半球晝夜均分，又當春之半，故名爲春分。」可知，春分有兩層意義，一是指一天的時間爲晝夜平分；二是古時以立春至立夏爲春季，春分正當春季正中，平分春季。

由於春分節氣平分了晝夜、寒暑，所以，春分是一年中陰陽平衡的時期。《素問．至眞要大論》中有這樣的記載：「謹察陰陽所在而調之，以平爲期。」意思是說，人體應該根據不同時期的陰陽狀況，使臟腑、氣血、精氣的生理運動，與腦力、體力和體育運動和諧一致，以保持平衡。

因此，人們在春分進行養生保健時應遵循陰陽平衡的原則，忌大寒大熱。春分是養生保健的重要時期，華北地區民謠有：春分麥起身，一刻值千金。追求人體的陰陽平衡是養生保健的一條非常重要的法則，這一法則不管是在精神、飲食、起居等方面的調攝上，還是在自我保健和藥物的使用上，都同樣是至關重要的。

從立春到清明節氣前後，是草木生長的一個萌芽期，人體血液也正處於旺盛時期，激素水準也處於相對高峰期，在這種因素的刺激下，很容易引發一些常見的非感染性疾病，比如高血壓、月經失調、痔瘡，以及過敏性疾病等等。

那麼，如何預防此類疾病的發生呢？重視飲食調養是很重要的一個方面。人們應根據自身的實際情況，選擇一些能夠保持機體功能協調平衡的膳食，不要進食偏熱、偏寒、偏升、偏降的飲食。

比如在烹調魚、蝦、蟹等寒性食物時，最好放一些蔥、薑、酒、醋類溫性的調料，防止菜餚性寒偏涼，食用後損傷脾胃。又比如，在食用韭菜、大蒜、木瓜等助陽類菜餚的時候，常常需要配以蛋類滋陰之品，從而達到陰陽互補之目的。

春分後雖然天氣開始日漸暖和，但是，日夜溫差較大，按照「勿極寒，勿太熱」的原則，早晚要注意適時添加衣物，平日裡多曬曬太陽。生機盎然是春季的一個特點，春分之後，天氣逐漸轉暖，人們應該多做一些戶外活動，比如郊遊晨運、沐浴陽光、呼吸清新空氣，將一切不愉快的事都置之度外，保持一種輕鬆愉快，樂觀向上的精神狀態。

此外，春天不僅是一個萬物復蘇的季節，同時也是精神疾患多發的時候，因而春分時節切記不要大喜大悲，否則不利於肝氣的疏泄。

春分到，百花入菜來

百合、茉莉、菊花、桂花、牡丹……春分雖然依舊還是一個春寒料峭的季節，但是，這個時候卻已經遮掩不了鮮花的春色盎然，更阻擋不住到處彌漫的香氣。目前，有不少的女士熱中於喝鮮花茶，在杯子裡放上幾朵花瓣，用它來理氣解鬱、活血散淤，也爲美容養顏，以保持青春永駐。

而將鮮花做成菜餚可追溯到兩千多年前，如今日漸盛行起來，比如金針花就是一種大眾化的菜餚；還有人將梔子花摘下來用於清炒，炒熟以後清香撲鼻，吃起來鮮嫩爽口。除此之外，還有槐花，做成包子，包餃子都行，槐花的清香就從山野、院落飄到了農家小院。據說槐花可以起到清火去燥，美容養顏的作用。下面就給大家介紹幾種常用來做菜的花兒。

●百合

百合可以滋陰化燥，給肌膚補充水分，也是人們常用來入菜的花類蔬菜。

（1）**百合冬瓜湯**　百合50克，鮮冬瓜400克、雞蛋1枚。將百合洗淨撕片，冬瓜切薄片；加水煮沸後，倒入雞蛋清，酌加油、鹽拌勻熬湯，至湯呈乳白色時即可裝碗。

（2）**百合炒里脊**　百合200克，里脊肉150克，雞蛋3枚。將百合洗淨，掰成片；里脊肉切薄片，用鹽、蛋白抓漬，濕澱粉拌勻，一併在油鍋中翻炒調味即成。

（3）**清蒸百合**　百合鮮品500克，白糖適量。將百合洗淨後掰開成片狀；置於盤中，加白糖蒸熟即可。

●黃花

據《本草綱目》載：「黃花菜利胸膈、安五臟、輕身明目治療小便亦澀。」《本草圖經》上說：「黃花菜安五臟、利心志、明目療愁。」黃花菜對降低血膽固醇也有很好的作用。黃花菜的食用方法很多，炒、熘、煮、燒等皆可。

（1）**黃花百合粥**　黃花30克，百合30克，糯米100克，冰糖適量。先將黃花菜切段，百合削去皮洗淨後切碎，與糯米同放砂鍋內，加適量清水，以旺火熬至米爛湯稠時，加入冰糖稍熬，即可食用。

（2）**黃花瘦肉湯**　黃花30克，瘦肉片50克，黃精15克。先將黃花、黃精切段入鍋，加適量清水，煮約10分鐘，再加入瘦肉片和少許薑片、蔥段同煮至熟，調味後即可食用。

（3）**黃花豆腐湯**　黃花菜50克，豆腐250克，豬瘦肉片50克。黃花切段，豆腐切片，同豬瘦肉片、蔥花、薑末納入砂鍋內，加適量清水煮約10分鐘至熟，稍加調味之後即可食用。

〔**注**〕食用鮮黃花菜時，要炒熟。因爲鮮黃花菜含有秋水仙鹼，生食可能會出現中毒的現象。

●菊花

菊花有疏風散熱、抑制病菌的作用，對大腸桿菌、鏈球菌、金黃色葡萄球菌等都有一定的殺傷力，同時也有較平穩的降血壓作用，對心腦血管缺血和血栓形成有預防作用。以菊花做原料，可製成許多美味可口的菜餚，很受歡迎。

（1）**菊花瘦肉豬肝湯**　先將鮮菊花15克，瘦豬肉100克，豬肝100克備好，然後將瘦豬肉和豬肝切片後煮湯，再放入菊花煮數分鐘，加佐料調味。

（2）**菊花金針菜瘦肉湯**　先將鮮菊花30克，金針菜30克，瘦豬肉100克備好，然後將瘦豬肉切片，與金針菜一起煮湯，再放入菊花略煮片刻即成。

以鮮花做成菜餚，口味多清淡，這一點又符合了春季養生食物的要求，在做法上要多保持花的原狀，這樣一來看起來更加的楚楚可人，二來很多花都有各自特殊的功效。但是，必須提醒大家的是，花兒雖然有養生作用，但並非人人適用，人體各有不同，每一個人的膚色、膚性、體質各有千秋，如有些人對花粉過敏，就不宜食用。

春分到，野菜香

春分一過，天氣轉暖，郊外的野菜生長得非常茂盛。小時候，每到這個時候，心中就開始蠢蠢欲動了，對野菜的嚮往是那樣的執著與迫不及待。隨著人們食品消費觀念的提高，已經由原來追求吃「飽」向現在的講究吃「好」轉變，野菜的營養和藥用價值遠遠高於普通蔬菜，初春時分的野菜更是上品，是名副其實的綠色食品。

昔日僅供充饑度荒的那些野菜，如今已經成爲了人們餐桌上的美味佳餚。我們在菜市場不難可以看到薺菜、馬蘭頭，以及曬乾了的蕨菜、馬齒莧的身影，而且它們都成了人們熱門選購的對象，在餐飲業更是流傳著「無蒿不成菜」的說法，由此可見野菜受歡迎的程度。而目前是一個強調健康生機飲食的時代，很多可供食用的野菜，在傳統市場屢見不鮮，你何妨也可以利用假日去菜市場逛一逛……

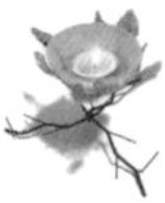

春分血液旺，防血壓增高

到了春分，春季就過了一半，此後，天氣就逐漸轉暖，萬物復蘇，處處充滿生機，是一年中最爲美好的一個季節。然而，春天也同樣是一個「百草發芽，百病發作」的季節，「春氣者，諸病在頭」。到了春天，凡是肝陽上亢的人，特別容易出現頭痛、眩暈等症狀。

另外，春季循環旺盛，容易使血壓波動而升高，相繼出現頭痛、頭昏、失眠等症狀。因此，對於一些先前就患有高血壓的朋友來說，應該在醫生的指導下堅持適度的體育鍛鍊與對症「擇時」服藥，並還要留心飲食中的細節，讓自己吃出一個健康的春天。

●飲食宜清淡

飲食清淡是指注意多吃一些新鮮的蔬菜和水果。據相關報導，一天吃一次水果和蔬菜，可使出現中風的危險性下降6％；一天吃上5～6份水果和蔬菜，可使出現中風的危險性下降30％。柑橘、甘藍菜、蘿蔔、芹菜、黃瓜、捲心菜，及其他的綠葉蔬菜，對心血管都有著很好地保護作用，可以經常食用。

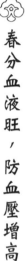

●控制鹽的攝入

攝入過多的食鹽，就會加重高血壓的病情。一般高血壓患者每天攝鹽量最好能夠控制在4～6克以下。需要特別提醒大家的是，在低鹽飲食的同時，還要增加「鉀」的攝入，因爲「鉀」可以有效地保護心肌細胞。

所以，可以多吃一些含「鉀」的食物，比如：莧菜、菠菜、油菜、番茄、苦瓜、山藥等等。但是對於有高血壓併發腎衰的患者來說，就不宜食含「鉀」多的食物，以防體內「鉀」過多而導致出現心律失常。

●控制膽固醇、脂肪酸的攝入

在平日裡少吃油膩的食物，特別是動物脂肪，在日常飲食中要限制食用各種動物內臟、肥肉、奶油、蛋黃、河鰻、鱔魚，以及蟹黃等含膽固醇、脂肪酸比較高的食物。可以適量食用一些花生油、玉米油等植物油。爲了避免加重腎臟的負擔，對蛋白質攝入量也不要太多，一般控制在每天每公斤體重進食優質蛋白質1克左右。

●戒煙限酒

香煙中所含的尼古丁會刺激到心臟，使心率加快，從而促使血管收縮，導致血壓升高；尼古丁還能促使膽固醇沉積在血管壁上，這樣就會增加冠心病和中風的發生機會。

少量飲酒可以增加血中「高密度脂蛋白」，能夠有效地預防動脈粥樣硬化，在飲酒時應以低度少量爲宜，一旦過量飲用高度烈酒，就會加速動脈硬化，而且還會對降壓藥物產生抵抗的作用。

●選擇合理的調養膳食

下面爲大家介紹幾款有利於降脂、降壓的調養膳食，可以在春季血壓波動的時候，經常食用，可以達到預防的目的。

降壓茶：取野菊花、草決明各12～15克，然後用開水浸泡代茶飲，這有利於降低血壓和血脂。也可以用羅布麻葉3～6克，同樣以開水沖泡代茶飲用。

涼拌三絲：準備好白蘿蔔、海帶、芹菜各150克，把它們洗淨後切成大小均勻的細絲，然後一同放入沸水中稍微焯一下後迅速撈出，三絲混勻，加入適量食鹽調味之後即可食用。

涼拌芹菜：芹菜500克，用清水洗淨後在沸水中燙煮2～3分鐘，取出瀝乾，燙菜的水不要倒掉，可以用來代茶；將瀝乾後的芹菜切成寸許長，加入榨菜絲、鹽、糖、麻油等調味拌勻食用。

春分習俗鑒賞

二十四節氣中，立春、夏至、冬至等節氣都有豐富的民間習俗，稱得上是重要的民俗節日。春分的節日內涵也很豐富，在中國的有些地方，有吃春菜、豎雞蛋等習俗，下面我們就一起來欣賞一下。

●豎蛋

在每天的春分這一天，很多人都會選擇一個光滑勻稱、剛生下四、五天的新鮮雞蛋，然後輕手輕腳地在桌子上把它豎起來，稱之爲「豎蛋」。這一被稱之爲「中國習俗」的玩意兒，如今已經成爲「世界遊戲」。據說，春分這一天，世界各地都會有數以千萬計的人在做「豎蛋」試驗。春分成了豎蛋遊戲的最佳時光，故有「春分到，蛋兒俏」的說法。

●吃春菜

吃春菜是嶺南風俗，昔日四邑（現在加上鶴山爲五邑）的開平蒼城鎮的謝村，有個不成節的習俗，叫做「春分吃春菜」。「春菜」是一種野莧菜，鄉人稱之爲「春碧蒿」。每到春分這一天，全村人都去採摘春菜。

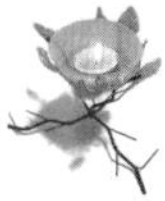

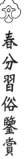

春菜多是嫩綠的，細細的，約有巴掌那樣長短。採回的春菜一般家裡與魚片「滾湯」，名曰「春湯」。有順口溜道：「春湯灌臟，洗滌肝腸。闔家老少，平安健康。「一年自春，人們祈求的還是家宅安寧，身壯力健。

●春祭

春祭是客家人的一種習俗，從春分或更早一些時候開始掃墓，最遲清明要掃完。春分開始掃墓祭祖，也叫春祭。掃墓前先要在祠堂舉行隆重的祭祖儀式，殺豬、宰羊，請鼓手吹奏，由禮生念祭文，帶引行三獻禮。

春分掃墓開始時，首先掃祭開基祖和遠祖墳墓，全族和全村的人都要出動，規模非常大，隊伍可達幾百甚至上千人，聲勢浩大。開基祖和遠祖墓掃完之後，然後分房掃祭各房祖先墳墓，最後各家掃祭家庭私墓。

清明

春光明媚，清明踏青

清明節又叫踏青節，按陽曆來說，它是在每年的4月4日至6日之間，正是春光明媚草木吐綠的時節，也正是人們春遊的好時候。清明節踏青的習俗始源於唐代，我國著名詩人杜甫就有著——「江邊踏青罷，回首見旌旗」的絕句。

在清明前後，盪秋千、放風箏、馳馬、踏球、踏青等，都是我國古代民間頗爲盛行的體育活動。特別是踏青，那更是男、女、老、幼最爲喜愛而又易行的項目。

清明踏青不僅可以欣賞到大自然的美好景色，而且還可以鍛鍊身體、增強免疫力的最佳方式。不過，踏青時應注意以下事項，才能使你和家人更好地融入自然，過一個眞正的綠色假期。

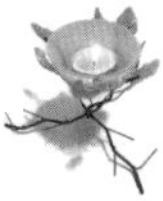

•踏青前，做好充足的準備

（1）**選擇地點**：一家人外出踏青，是一件非常幸福的事情，在出發前，最好一家人先商量好去哪裡，如果寶寶已經有能力發表自己的意見了，最好考慮一下他的想法。建議大家最好選擇春季景象特徵比較明顯，而且有相應服務的地方，以備萬一。

（2）**選擇出遊方式**：如果是自家遊，隨意性會強一些，只要把車開到野外，認爲風光不錯的地方都可隨時停下來，不過，要帶上地圖，而且不能把車開到太偏僻的地方；如需乘坐公車，則要計劃好乘車路線，了解車次時間。

（3）**了解天氣情況**：在出遊之前，了解天氣情況是安全出遊的一個重要因素。因爲春遊難免會遇上低溫陰雨、濃霧、強對流天氣及雷電的氣候狀況，所以，要注意穿著適當，記得隨身帶件保暖的外套，提前了解天氣情況。

（4）**準備好食品、水**：出遊前，應準備好充足的糧食和水，由於負離子能啓動體內多種酶，促進消化吸收、加速代謝，因此建議旅途中帶點巧克力和餅乾，防止餓肚子。

還要準備好一壺清茶水，適當加些鹽。清茶能生津止渴，鹽可防止流汗過多而引起體內鹽分不足。在旅途中喝水要次多量少，口渴時不宜一次猛喝，應分多次喝水。切勿飲用生水，春季是一個潮濕多雨水季節，蚊蟲和細菌容易滋生，以免生病。

（5）**帶上娛樂用具**：娛樂是出遊的一項重要內容，出發前，可以準備一些釣魚用具，或準備一些體育用具，如羽毛球、足球，以便娛樂時用。

●防「三毒」，安全出行

（1）**防花毒**：春天百花爭豔，看到美麗的花朵，人們不免會想去碰觸一下。但是有些花兒只能遠觀，不可褻玩焉。比如杜鵑花、夾竹桃、水仙花、含羞草、一品紅、馬蹄蓮等，含有有毒物質，誤食可導致我們人體中毒；洋繡球、五色梅、天竺葵等可引起過敏。

（2）**防病毒**：很多人出遊時，喜歡在山林或草叢中躺臥，覺得這樣更能與大自然親近，其實，這樣做是很危險的。有一種流行性出血熱病毒與野外活動的關係非常密切。此種病毒的攜帶者是野鼠類，對春遊踏青的人們構成一定威脅。建議大家踏青時穿上長袖衣褲，同時不在山林或草叢中躺臥。

（3）**防蜂毒**：人們喜歡鮮花盛開的地方，蜜蜂也喜歡。所以，人們在踏青時，要防蜂毒。防蜂毒，要做到不抹香水、髮膠，和其他芳香化妝品，以免招惹蜂螫；攜帶的甜食和含糖飲料要密封好；若不小心觸動了蜂巢遭受蜂螫，應馬上拔出毒刺，然後用清水沖洗傷口並立即送醫治療。

注意到了以上出遊事項，才能享受一個安全愉快的假期。

清明節氣，養臟氣為先

「清明時節雨紛紛」，清明節一到，雨量逐漸增多，草木青青、天空清澈明朗、萬物欣欣向榮。

清明不僅帶來了充滿生氣的明朗景象，還是春耕播種的重要節氣，我國南方有——「清明穀雨兩相連，浸種耕種莫遲延」的諺語，北方有——「清明忙種麥，穀雨種大田」的諺語。

清明時節也是一個重要的養生節氣，清明表示已到季春，此時應該早臥早起，以養臟氣。尤其注意對肝臟的保養，可多吃一些柔肝養肺的食品，如薺菜、菠菜、銀耳等。肝屬木，木生火，火為心，在此節氣中心臟會過於旺盛，所以此時是高血壓的易發期。

所以，人們應保持心情舒暢，在空閒時多聽聽音樂、釣釣魚，也可以選擇太極拳、散步等體育鍛鍊，在陽光明媚的日子裡與朋友一起到戶外郊遊、踏青，陶冶性情，切忌遇事憂愁焦慮，甚至大動肝火，這些都不利於養臟氣。高血壓患者尤其要注意降壓，合理膳食，多食用玉米、番薯、黑木耳、南瓜、胡蘿蔔等保健降壓食品。

其次，旺木傷金，金為脾，所以這一節氣對呼吸系統疾病也要給予一定重視。一些人在清明節氣容易罹患感冒、風疹、過敏等疾病，或者出現腹痛、腹瀉等症狀，此時養生宜注重抑肝扶脾，調理肝腎。

在飲食方面宜減甘增辛，補精益氣，少吃那些「發」物，比如芋頭、鵝肉等，可以多吃枸杞菜、山藥、番茄、馬鈴薯、莧菜等食物，以及時令的新鮮水果。春季正是春筍上市的時節，但是春筍性微寒，氣虛者最好少食。

同時，由於降水增多，在這「雨紛紛」的節氣濕氣較重，容易感受濕邪，因此要注意防潮，切勿久處濕地以防感受濕邪，尤其是老人，如果長期居住在較爲潮濕的環境裡，容易出現關節疼痛等病症，更要做好保暖防濕的保健。

爲了能更好的促進清明時節的養生保健，下面給大家推薦三款適合清明時節食用的食譜，這三款食譜對於調養臟氣很有幫助，人們可以嘗試一下。

●紅棗炒木耳

原料：紅棗15個，白、黑木耳各15克。精鹽、香油、蔥絲、薑絲各適量。

做法：黑木耳、白木耳洗淨浸泡後，切成條狀備用；紅棗洗淨剖開，去核備用；鍋置火上，放油燒熱，爆香蔥絲、薑絲，放入黑木耳、白木耳翻炒幾下，再放入紅棗，加水適量，蓋上鍋蓋燜5分鐘，再快速翻炒，湯汁收濃、材料成熟後加入精鹽調味，淋上香油即可食用。

保健功效：木耳性味甘平，有清肺、養胃滋腎之功效，木耳中還含有豐富的鈣元素和一種膠質成分，可增加人體免疫力。

●菊花粥

原料：菊花50克，粳米（白米）100克。

做法：菊花、粳米洗淨；菊花加水煎湯，再將菊花湯與粳米同入鍋中，加水適量，煮熟成粥即可食用。

保健功效：菊花性涼味甘苦，具有疏散風熱、宣通肺氣、平肝明目的作用。菊花中還含有揮發性精油，以及膽鹼、維生素A、維生素B、氨基酸等，可增強毛細血管的抵抗力，並降低血壓。

清明時節雨紛紛，養生莫抑鬱

每年的清明節前後，去醫院就診的精神病人就逐漸增多，這是爲什麼呢？說到原因，主要有兩個。

首先，陰雨天氣影響心情，「清明時節雨紛紛」，在南方一些地方，連續十幾天的陰雨天氣，讓人們煩惱不已，家裡地面經常滲出水珠，衣物越晾越濕，身上蓋的被子總是潮乎乎的，很不舒服，弄得心情也非常的沮喪。

綿綿不絕的陰雨天氣容易給人們的心理造成壓抑。據世界衛生組織的一份資料顯示，天氣對人的情緒影響很大，一九八二～一九八三年的「厄爾尼諾現象」使得全球約有10萬人患上了抑鬱症，精神病的發病率上升了8%。由此可見，長期陰雨天氣，對精神、心境的影響有多大。

其次，人們對逝去親人的思念也是導致心理疾患的重要原因。「清明時節雨紛紛，路上行人欲斷魂」，在清明節期間，人們對親人寄託哀思的同時，容易產生悲傷、抑鬱的情緒，尤其是老年人在祭掃親人時容易受感染，這也是導致心理疾病發生的原因。

那麼，如何在清明時節進行心理調節，防止抑鬱症的發生呢？人們不妨從以下幾個方面，進行心理調節。

●多曬太陽

研究發現，每天照射一定量的陽光或明亮的光線，可以減少抑鬱症的發生。在陰雨連綿的日子裡，人們應該儘量打開家中或辦公室的全部照明裝置，使屋裡光明敞亮，人們在光線充足的條件下進行活動，可以使心情感到愉快，擺脫抑鬱的情緒。

●飲食調節

通過飲食調節，也可以在一定程度上緩解抑鬱症，當出現連續陰天的天氣時，適當增加糖類攝入，可以提高血糖水準，增加活力，減少抑鬱。

還可適當服用綜合維生素B群、五穀雜糧等以調節情緒。此外，咖啡、熱茶也有一定的提神作用，有助於減輕抑鬱的情緒。

●適當運動

運動是調節心情的最好方式，在閒暇之餘，邀上幾個好友，或是一家人到戶外空氣清新、場地寬敞的地方散步、跑步、練太極拳等，都能調節情緒，緩解抑鬱的情緒。

●凡事盡力而為

好強是好事，但是過於好強就會讓心裡背上沉重的負擔，無論是工作還是生活，都不要給自己制定一些很難達到的目標，正確認識自己，正視自己的能力，不要對自己有過高的要求。

面對繁雜的工作不要急於求成，應將工作分成若干部分，根據事情輕重緩急，各個擊破，這樣就會感到有成就感，而不是覺得自己一事無成，做事處處碰壁。

●多與人交往

有些人喜歡生活在一個小圈子裡，喜歡獨來獨往，心中有什麼煩悶，也很少與家人、朋友傾訴。抑鬱、壓力就好比是一個氣球，保持在一定程度時，生活才有一定的彈性，有滋有味，如果超過人所承受的能力，就會爆炸。所以，人們應該嘗試多與人接觸和交往，豐富自己的生活，對緩解抑鬱情緒是非常有幫助的。

在春暖花開的季節，人們的活動和以前相比會有所增加，生活習慣也會有較大的變化，在這種情況之下，人的情緒很容易引起波動，所以特別要注意抑鬱症的苗頭出現。

春宵一刻值千金，清明時節莫過度

「春」在我國悠久文化中，除了作爲一個季節的名稱，也是愛情的一種象徵。而「春宵」就更容易引起人們對男女幽情的聯想。白居易的《長恨歌》中寫道：春宵苦短日高起，從此君王不早朝」，就是用「春宵」代指唐玄宗與楊玉環的夜夜歡會。因此，人們把「春宵一刻值千金」用於愛情或者是幽會的場合，好像就成了一種必然。

清明節之後，大地一派生機盎然，人們感到心情舒暢。春心萌發，性生活開始變得活躍、這是適應春季生發之性的表現。然而，春季氣溫由寒轉暖，天時由陰轉陽，房事由少增多，尚需調攝，切不可隨意放縱，耗傷精氣。那麼，在春季如何進行性生活呢？

在《養性延命錄》中有這樣一句話——「春，三日一施精；夏及秋，一月再施精；冬常閉精勿施。」可見，處於春季房事活動可較夏、秋、冬三季爲多。但性生活畢竟要消耗一定精力和時間，過於沉湎房事必定會對健康、工作和學習帶來不良影響，特別是老年人的房事，應該根據自己的身體情況，以少爲佳。

《修齡要旨》中說：「切忌子後行房，陽方生而頓滅之，一度傷於百度。大怒交合成癰疽，疲勞入房，虛損少子，觸犯陰陽禁忌，不惟父母受傷，生子亦不仁不孝。」這句話的意思是說，人們不要在夜裡十一點以後進行性生活，否則會損傷體內剛剛升起的陽氣，這種損害對健康的影響是巨大的，相當於一百次性生活對身體的傷害。

對於這一點，從現代的觀點來看，也很好理解，如果性生活進行得太晚，必然會影響夜間的休息，導致睡眠不足，從而影響第二天的精力，工作、學習都沒有精神，所以，人們不應在後半夜進行性生活。

《修齡要旨》中的這句話，還揭示了另外一個房事養生觀點：不可大怒、疲勞的時候進行性生活，因爲這樣會使身體虛損，從而降低生殖能力。如果沒有採取避孕措施，一旦懷孕，還會影響孩子的健康。現代科學已經證實，不良情緒、不良體質、不良天氣及不良環境下的受孕，是不利於後代健康的。

此外，春季雖然天氣已經轉暖，但還會時不時的出現春寒乍作。由於此時人體皮膚已經開始變得鬆散，毛孔開泄，對寒邪的抵禦能力有所減弱，且春天又是傳染病多發之際，因此在春季進行性生活時，要格外注意保暖，防止感冒及其他傳染病的發生，尤其是老年人及體質虛弱者，勿因春風得意反遭罹疾病。

清明習俗鑒賞

清明節的習俗是豐富有趣的，像大家熟知的掃墓紀念先祖，出外踏青等等，還有蹴鞠、插柳、盪秋千等一系列風俗活動。相傳這是因爲清明節要寒食禁火，爲了防止寒食冷餐傷害身體，所以要通過一些體育活動來健身。下面就給大家介紹幾種有趣的習俗。

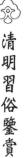

●打馬球

馬球，是騎在馬上，持棍打球，古稱擊鞠。三國曹植《名都篇》中有「連翩擊鞠壤」的詩句。唐代的長安有寬大的球場，玄宗、敬宗等皇帝都喜歡打馬球這項運動。章懷太子墓中《馬球圖》，描繪出了唐代馬球的興盛，駿馬飛馳，馬尾紮結起來，打球者頭戴襆巾，足登長靴，手持球杖逐球相擊。

歷史記載，在遼國、宋代打馬球也非常盛行，把它作爲傳統節日的活動。直到明代，馬球仍流行。據史料記載，明成祖曾數次往東苑擊球、射柳。明《宣宗行樂圖》長卷中繪有宣宗賞馬球的場面。當時的官員王直寫的端午日觀打球的詩：「玉勒千金馬，雕文七寶球。鞚飛驚電掣，伏奮覺星流。炎頁過成三捷，歡傳第一籌。慶雲隨逸足，繚繞殿東頭。」直至清中葉之後，馬球才消失。近年來，西安又出現了仿古馬球運動，使這一古老的體育運動又重新出現在中華大地上。

●掃墓

清明掃墓，是對祖先的敬仰，其習俗由來已久。明《帝京景物略》中記載：「三月清明日，男女掃墓，擔提尊榼，轎馬後掛楮錠，粲粲然滿道也。拜者、酹者、哭者、爲墓除草添土者，焚楮錠次，以紙錢置墳頭。望中無紙錢，則孤墳矣！哭罷，不歸也，趨芳樹，擇園圃，列坐盡醉。」

實際上，掃墓並不是在明朝時才有的，早在秦朝以前就有了，而清明掃墓則是秦以後的事。到唐朝開始盛行。《清通禮》云：「歲，寒食及霜降節，拜掃壙塋，屆期素服詣墓，具酒饌及芟剪草木之器，周胝封樹，剪除荊草，故稱掃墓。」並相傳至今。

清明祭掃儀式本要求人們親自到墓地去舉行，但由於種種原因，所以祭掃的方式也有一定的差別。「燒包袱」是祭奠祖先的主要形式，「包袱」是指孝屬從陽世寄往「陰間」的郵包。

過去，南紙店有賣所謂「包袱皮」，就是用白紙糊一大口袋。有兩種形式：一種是用木刻版，把周圍印上梵文音譯的《往生咒》，中間印一蓮座牌位，在上面寫上亡人的名諱。另一種是素包袱皮，不印任何圖案，中間只貼一藍簽，寫上亡人名諱。

●插柳

據說，插柳的風俗是爲紀念「教民稼穡」的農事祖師神農氏的。有的地方，人們把柳枝插在屋簷下，用來預報天氣，古代清明節諺有——「柳條青，雨濛濛；柳條乾，晴了天」的說法。

黃巢起義時規定，以「清明爲期，戴柳爲號」。起義失敗後，戴柳的習俗就漸漸地被淘汰了，但插柳的習俗卻盛行不衰。柳枝有很強的生命力，眞所謂——「有心栽花花不發，無心插柳柳成蔭。」柳條非常容易成活，插土就活。

清明插柳戴柳還有一種說法：原來中國人以清明、七月半和十月朔爲三大鬼節，是百鬼出沒討索之時。人們爲防止鬼的侵擾，就會插柳戴柳，因爲柳條在人們心目中是有辟邪作用的。北魏賈思勰《齊民要術》裡說：「取柳枝著戶上，百鬼不入家。」清明既是鬼節，值此柳條發芽時節，人們自然紛紛插柳戴柳用以辟邪。

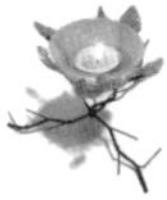

穀雨

百花開，賞景觀花防花毒

穀雨是二十四節氣之一，每年4月19日～21日視太陽到達黃經30°，時爲穀雨。穀雨指雨水增多，大大有利於穀類的生長，此時，百花爭豔，美不勝收。穀雨是春季的最後一個節氣，天氣變得非常溫暖。藉此大好時光，很多紛紛走出戶外，賞花觀景。

紅得如火的木棉花，粉得如霞的芍藥花，白得如玉的月季花等，眞所謂是百花競相開放。它們有的花蕾滿枝，有的含苞初綻，有的昂首怒放。然而，這美麗的鮮花背後往往還暗藏著危險，稍不小心，就可能被花毒中招。下面就來爲大家介紹一些花毒知識，以便於大家在賞景觀花時，做出有效地防範。

• 接觸傷人的花卉

（1）**含羞草**：開淡紫色絨花，葉柄有靈敏的感覺，由於草葉膨壓作用，只要稍有觸動，葉子就會閉合，故稱爲含羞草。因含羞草內有一種羞草素，長期接觸可導致頭髮、眉毛脫落。

（2）**一品紅**：其序下有一圈紅色花葉，姿態美觀，色彩鮮豔，是理想的觀賞花卉。但人接觸其白色乳汁就可使皮膚紅腫、熱痛。

（3）**燕子掌**：其葉美觀，青翠綠，故又稱玉樹。它含有大戟脂素，人體接觸葉汁，可引起皮膚紅腫、起泡；若濺入眼內，可導致失明。

（4）**仙人掌**：翠綠多刺，刺中有毒。若不慎被刺傷，局部可引起紅腫、熱痛或瘙癢。

（5）**馬蹄蓮**、**萬年青**：葉子裡含有天門冬素等有毒物質，與人體皮膚接觸可引起皮炎、瘙癢，萬年青葉片綠色，它所含成分及對人的傷害作用與馬蹄蓮相同。

（6）**虎刺梅**：頂上開紅色的花，但這種花卉都長有刺，若被刺傷，因其液汁裡含有毒素，可引起刺傷部位紅腫。

（7）**水仙花**：白色或黃色的花蕊飄飄欲仙，花開滿屋清香，葉碧綠色，挺拔筆直，但其蔥頭鱗莖內含有秋水仙鹼等毒素，人接觸後可引起過敏。

•誤服傷人的花卉

（1）**萬年青、馬蹄蓮**：誤食後可致口腔、咽喉、食道、胃腸黏膜等灼傷，甚至損傷聲帶，導致說話失聲。

（2）**五色梅**：花有紅、橙、黃、粉、白等而故名，也有稱「七變花」的，其花葉有毒，誤食後引起腹痛。

（3）**夾竹桃**：在樹皮、枝、葉中都含有夾竹桃苷，誤食後出現噁心、嘔吐、煩躁，嚴重者可致死亡。

（4）**一品紅**：誤食後可引起腹痛、噁心、嘔吐、腹瀉等症狀。

（5）**水仙花**：誤食後可引起腹痛、嘔吐、腹瀉。

•香味傷人的花卉

（1）夜來香在夜間停止光合作用的時候，它會排出大量廢氣，這種廢氣對人的健康極爲不利，所以，在晚上不應在夜來香花叢前久留。

（2）丁香牡丹又名玉丁香，其花粉白，逐層開放，香味沉鬱芬芳，葉片綠色，形似桃葉。但花香味中含有毒素，若長時間地吸入這種香味，就可使人精神委靡，氣喘乏力。

（3）松柏類的花卉，久嗅會影響食欲；

（4）蘭花、百合花的香味，可使人興奮；茉莉花香能使人頭痛。

以上列舉的僅是對人有傷害作用花卉的一部分，據統計，能對人造成傷害的花卉有一百多種。所以人們在外出賞花時，切勿靠近花卉，正所謂可遠觀額不可褻玩焉。

少發脾氣，多微笑，預防神經痛

穀雨，是二十四節氣中的第六個節氣，有「雨水生百穀」之意。進入穀雨節氣，天氣明顯暖和起來，雨水多了，穀物生長茂盛起來。諺語有「穀雨有雨棉花肥」。此時柳絮飛落，杜鵑夜啼，牡丹吐蕊，櫻桃紅熟。自然景物也告訴人們時至暮春，初夏將至。

然而，隨著降雨明顯增多，空氣濕度逐漸增大，也到了神經痛的高發時期，如三叉神經痛、坐骨神經痛、肋間神經痛等神經痛疾病。

首先，我們來說說三叉神經痛，三叉神經痛多發生在面部一側的額部、上頜部或下頜部，表現爲刀割樣、閃電樣、燒灼樣等難以忍受的劇烈性疼痛，其多爲受風或肝火所致。對於此病，目前尚無特效療法，主要靠生活調節，以預防其發作。

三叉神經痛患者生活要有規律，避免過度勞累；注意天氣變化，防寒保暖，避免冷風直接刺激面部；多吃富含維生素及有清火解毒的食物，不吃或少吃油炸、刺激性食物及海鮮產品；保持心情愉快，少生氣，少發脾氣。

坐骨神經痛也是暮春季節時常發作的神經痛，是指在坐骨神經通路及其分布區內的疼痛，多表現爲臀部、大腿後側、小腿踝關節後外側的燒灼樣，或針刺樣疼痛。預防此病和預防三叉神經痛基本相似，除了要勞逸結合，養成規律生活外，應遵循「力所能及，適量運動」的原則適當鍛鍊，多進行強化腰肌鍛鍊，運動後要注意保護腰部；防止腰背部受涼，內衣汗濕後要及時更換，出汗後不宜立即洗澡，等汗落後再洗。

肋間神經痛多爲臨床常見的一種自覺症狀，表現爲一側或兩側脅肋疼痛，此病的發生多與肝氣不舒有關，因此在防治上要注重疏肝行氣、活血通絡。

穀雨過後，三叉神經痛、坐骨神經痛、肋間神經痛是比較常見的神經性疼痛，雖然在防治方法上大同小異，但是這三種疾病的發生，都與天氣的風寒濕熱不定、肝氣升發太過，或肝氣鬱結等導致肝火上升、經絡阻滯有關。所以，此時養肝是這個季節的養生、治病的基礎。

●少發脾氣，多微笑

「怒氣一發，則氣逆而不順。」遇事動不動就想發脾氣的人，在中醫裡被歸類爲「肝火上升」，意思就是說肝管轄範圍的自律神經出了問題，這個時候可以調整一下自己的情緒，讓自己多用微笑來待人處世，也可以用龍膽瀉肝湯來平肝熄火，或通過發洩和轉移，也可以使怒氣消除，保持精神愉快。

•儘量少吃酸味食品

在穀雨時節，肝的功能旺盛，如果再多吃一些酸味食品，那麼肝氣更加旺盛，會導致脾胃的消化、吸收功能下降，從而影響到人體的健康。因此，要少吃酸味的食品，以防肝氣過盛而加重三叉神經疼痛。

•多吃一些甘甜食物

春季需要多吃一些甜品食物，以健脾胃之氣。比如：大棗，性味平和，可以滋養血脈，強健脾胃，不僅可以生吃，也可以做棗粥、棗糕，以及棗米飯；山藥也是春季的一道飲食佳品，它且有健脾益氣、滋肺養陰、補腎固精的作用。

•勤補血能養肝防痛

春天養肝適合採用補血的方法，因爲肝屬血，所以，像是葡萄乾、龍眼乾、糯米甜糕這類補血、健脾胃的食材，都是適合春天養肝血的最佳甜品。

多吃補脾益氣食物，方能平安度夏

春季，肝木旺盛，脾衰弱，穀雨前後15天及清明的最後3天中，脾處於相對旺盛時期。我們知道，脾與胃的關係非常密切，脾旺盛就會使胃強健起來，從而使消化功能處於旺盛的狀態，消化功能旺盛有利於營養的吸收，所以說，暮春時節正是滋補身體的大好時機。

甘味入脾，最適宜補益脾氣，脾健又輔助於肝氣，所以春季進補應如唐代醫家孫思邈所說：「省酸增甘，以養脾氣。」這句話的意思是說，少吃酸味多吃甘味食物有助於滋補肝脾兩臟。那麼，屬於甘味的食物有哪些呢？

性溫味甘的食物首選穀類，如糯米、燕麥、黑米、高粱；蔬果類，如南瓜、扁豆、紅棗、桂圓、刀豆、核桃、栗子；肉魚類，如鯽魚、花鯉、鱸魚、草魚、黃鱔、牛肉、豬肚等。

其次，人們在食用補脾益氣的食物同時，還應該順應春升之氣，多吃些溫補陽氣的食物，雖然到了暮春季節，天氣已經變暖，但適時吃一些，還是對人體有好處的，特別是一些反常的天氣，如果天氣還有餘寒，可選吃韭菜、洋蔥、魔芋、芥菜、香菜、生薑、蔥。這類蔬菜均性溫味辛，既可疏散風寒，又能抑殺病菌。

再次，暮春時節，如果暴熱襲人，容易引動體內鬱熱而生肝火，或致體內津液外泄，可適當配吃些清熱解毒、滋養肝臟的食物，如薏苡仁、蕎麥、蘿菜、芹菜、薺菜、菠菜、菊花苗、萵筍、茄子、荸薺、黃瓜。這類食物性涼味甘，具有清熱解毒，潤肝明目的作用。

在選擇水果方面，應儘量避免酸味水果，適合吃些甘涼的水果，如香蕉、生梨、甘蔗，或乾果柿餅之類爲好。

暮春時節適當進補是應該的，但不宜補得太多，補得太過，此時進補不能像冬天一樣，適當食用一些補血益氣功效的食物即可。這樣不僅可以提高體質，還可爲安度盛夏打下良好的基礎。

穀雨前後，人們還應該食用一些緩解精神壓力和調節情緒的食物，主要是富含維生素B群的食物，這類食物對改善抑鬱症有明顯的效果。如小麥胚芽、蕎麥麵、蓧麥麵、小米、大麥、黃豆及其他豆類、黑芝麻、瘦肉等含有豐富的B族維生素。

另外，多食用一些鹼性食物也有助於緩解人體的急躁情緒，如：貝、蝦、蟹、魚、海帶等產品，都有助於改善情緒。

總之，穀雨過後，就要迎來了炎熱的夏季，夏季人體消耗得能量較多，在夏季來臨之前，先適當地進補一些，可以起到防患於未然的作用，爲夏季的來臨打好基礎。

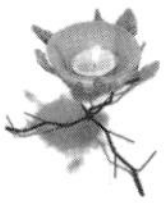

穀雨節後，防潮熱病發

「穀雨」顧名思義，就是雨水較多的節氣，雨水增多，天氣潮濕，體內的濕氣不容易排出體外，再加上飲食無節制，很容易導致身體內熱和濕氣結合在一起，形成熱濕。在穀雨時節，經常出現的一些病症，就是熱濕導致的，如關節疼痛難忍、腰背疼痛，或哮喘發作等，這些都是因身體虛弱，寒氣與體內濕氣結合在一起而造成的。此外，穀雨時節感冒的小孩，多表現爲扁桃體腫大、發炎、支氣管炎，咳嗽等，這都與穀雨時節出現濕熱天氣有關。那麼，穀雨節後，如何防止濕熱對人體的影響呢？

● 勤鍛鍊除濕熱

「穀雨」後，降雨普遍增多，空氣中的濕度逐漸加大，這個時候養生一定要順應自然環境的變化，通過人體自身的調節使內環境與外環境的變化相適應，以保持臟腑功能的正常。

過敏體質的人應該防花粉症，以及過敏性鼻炎、過敏性哮喘等患者，特別要注意避免與過敏源有親密接觸。在飲食上減少高蛋白質、高熱量食物的攝入，出現過敏反應及時到醫院就診。

此外，還要堅持加強體育鍛鍊，從而加強身體的新陳代謝，增加汗液的排泄，以排除體內的濕熱之氣，以便與外界達到平衡。

●「春捂」莫捂過頭

俗話說『穀雨寒死老鼠』，雖然穀雨節氣過後，氣溫會逐漸升高，雨量開始增多，但也要注意防寒保暖。很多人在這個時候就開始像夏天一樣穿衣服，如果這樣穿衣服，濕氣就很容易從裸露的部位進入到體內。

對於這種忽冷忽熱的天氣，很多家長寧可給孩子多穿一點，也不願意讓孩子凍著，說是「春捂」。其實這樣的做法是錯誤的，春捂應該有一個度。溫度高了就要適當減掉衣服，不能再捂了，如果再「捂」下去就很容易誘發「春火」，這樣一來，孩子體內產生的熱，與潮濕相遇，就很容易生病。

不過，早、晚溫差還是比較大的，要注意保暖。特別是老人和孩子，兩者更應該多注意，可以適當地調整穿衣的件數，早、晚多穿一件衣服。

●多吃健脾祛濕的食物

穀雨時節，養生最重要的內容是健脾祛濕，平常可以多吃一些祛濕利水的食物。比如：紅豆、黑豆、薏仁、山藥、冬瓜、藕、海帶、鯽魚、豆芽等，在每天早晨煮稀飯的時候，可以在粥裡多加一些薏仁、紅豆等。

同時，要少吃酸性食物和辛辣刺激的食物，適當多飲用一些綠豆湯、紅豆湯，以及綠茶，這些都可以防止體內積熱；不宜進食羊肉、狗肉、麻辣火鍋及辣椒、花椒、胡椒等大辛大熱的調味品，以防邪熱化火，從而誘發瘡癰癤腫等疾病。

穀雨習俗鑒賞

常言道：「清明斷雪，穀雨斷霜」。西曆每年的4月20日前後為穀雨節氣，穀雨有著「雨水生百穀」的意思，是二十四個節氣中第六個節氣，也是整個春季的最後一個節氣。在這個節氣，全國各地也有著不少的民間習俗。

• 祭海

祭海是漁家人的習俗，穀雨時節正是春海水暖之時，百魚行至淺海地帶，是下海捕魚的好時節。俗話說：「騎著穀雨上網場」。為了能夠出海平安、滿載而歸，穀雨這天漁民要舉行海祭，祈禱海神的保佑。所以穀雨節也被稱為「壯行節」。

時至今日，膠東榮成一帶仍然流行這一習俗。過去，漁家由漁行統一管理，海祭活動一般由漁行組織。祭品為去毛烙皮的肥豬一頭，用腔血抹紅，白麵大餑餑十個，另外，還準備鞭炮、香紙等。漁民合夥組織的海祭則用豬頭或蒸製的豬形餑餑代替。舊時村村都有海神廟或娘娘廟，祭祀時刻一到，漁民便抬著供品到海神廟、娘娘廟前擺供祭祀，有的則將供品抬到海邊，敲鑼打鼓，燃放鞭炮，面海祭祀，對漁民來說，這是非常隆重的習俗。

●禁殺五毒

禁殺五毒也是穀雨時節的習俗，穀雨過後，氣溫逐漸升高，病蟲害進入高繁衍期，爲了減少病蟲害對農作物的傷害，人們一邊進田滅蟲，一邊張貼穀雨貼，進行驅凶納吉的祈禱。這一習俗在山東、山西、陝西一帶十分流行。

穀雨貼，屬於年畫的一種，上面刻繪神雞捉蠍、天師除五毒形象或道教神符，有的還附有諸如：「太上老君如律令，穀雨三月中，蛇蠍永不生」、「穀雨三月中，老君下天空，手持七星劍，單斬蠍子精」等文字說明。山東的穀雨貼，一般採用黃裱紙製作，以朱砂畫出禁蠍符，貼於牆壁或蠍穴處，寄託人們查殺害蟲、盼望豐收的美好願望。

●爬坡節

穀雨期間，黔東南凱里地區的苗族會舉行「爬坡節」。爬坡節，苗語稱爲「紀波」，是苗族青年男女們翹首以待的一年一度特有的擇偶戀愛的歡聚盛會。當爬坡季節來臨的時候，青年男女們藉趕集機會相遇，或由男方請求，或由女方邀請，決定某日在女方寨子某個地點舉行爬坡。

爬坡節這天，山坡上彙集數千人，男女青年遊方唱歌、吹笙、踩鼓、他們以此爲媒介尋友覓伴追求知音，洋溢著節日歡樂氣氛。東道主的女郎們，準備豐盛魚肉和糯米飯，帶上山去，一邊款待後生們，一邊互相對歌。在這當中，青年男女們互相物色對象，結成情侶，組健幸福家庭。

有些母親也會說明女兒物色對象。到了夕陽西下，姑娘們邀請後生到寨裡繼續談情說愛，並再次設宴款待，情投意合的，就可以交換信物訂婚。到了夜深，在女方寨子有親友的，就到親友家去投宿，沒親友的就由姑娘的母親分別請到家去過夜。天快亮時，後生們起身回程，姑娘將糯米飯送給意中人，並陪著送到半路，然後依依不捨地道別。

立夏

夏天到，養「心」是關鍵

度過山花浪漫的春季，就迎來了烈日炎炎的夏季。因夏季屬火，又因火氣通於心、火性爲陽。所以，夏季的炎熱最容易干擾心神，在這個季節，人們常常會感到心煩意亂，遇到一點小事就會大動干戈。心神不寧就會使心跳加快，心跳加快就會加重心臟的負擔，誘發各種疾病。

此外，夏季也是人體新陳代謝最活躍的季節，人們室外活動多，運動量也相應有所增大，加上夏季晝長夜短，天氣炎熱，不易入睡這些特點，人的睡眠時間自然就會比其他季節少，體內消耗的能量多、血液循環加快、流汗也多。

以上這些因素都決定了在夏季，心臟的負擔會明顯比其他季節重，如果不加以保養，心臟很容易在這個季節受傷。調節、養息心臟，人們不妨從以下幾個方面做嘗試：

•「靜」養心

養心首先必須要做到心靜，俗話說「心靜自然涼」。善於靜養身心的人，才能靜則生陰，只有陰陽協調，才可以保養心臟。那麼，如何才能做到心靜呢？

清心寡慾：心靜必須清心寡慾，當心裡少了一分貪念後，自然就會少一分心煩，還要善於調節自己的心情，尤其不要大喜大悲，我們中醫有過喜傷心之說。

閉目養神：有空閒的時候應該經常閉目養神，這樣可以幫助我們排除心煩雜念，不爲雞毛蒜皮的小事而擾動心神。

多靜坐：因爲靜則神安，哪怕只用短短的五分鐘都會見到好的成效。每次可以選擇在陰涼處或者是屋內靜坐15～30分鐘即可；也可以採取聽音樂、看書、釣魚、打太極拳等入靜。

•「慢」養心

人體的五臟中，腎有兩個，即便是一個壞了還有一個，肝臟、肺臟也都有兩葉，唯獨心臟只有一個，所以心臟就顯得至爲寶貴，同時又因爲它在晝夜不停地工作，又被看作爲是——「人體最累的器官」。

夏天，天氣炎熱，人體內的血液循環速度加快，心臟容易負擔過重，所以夏天養心要講究一個「慢」字，不能累心。因爲，只有讓心先慢下來、呼吸頻率降低以後，心臟才能得到更好的休息，才有利於夏季養生。

●「低溫」養心

夏天溫度高，容易導致血流加速、心跳加快而加重心臟負擔，所以夏天養生還要注意躲避高溫。

我國中醫認爲，夏天出汗較多，而汗爲心之液，血汗同源，汗多易傷心之陰陽。不僅容易導致心腦缺血，還很容易引起血液濃縮，以及血液黏稠度增高而加重心臟的負擔。所以，夏天養心要減少活動量、降低活動強度、避免高溫環境。

但是，又因爲夏天屬陽，陽氣主泄，所以該出汗的時候不能讓身體「閉汗」，開空調的時間也不能過長，以防得空調病。在出汗過多時，可以喝一點淡鹽水加以緩解，這樣也有利於養心。

●「食」養心

夏天宜多吃一些養心安神的食品。比如：茯苓、蓮子、百合、小棗等；同時，還要多吃養陰生津之品，比如：藕粉、銀耳、西瓜、鴨肉等。

除此以外，夏天不妨吃一點「苦」，因爲苦入心，可以養陰清熱除煩，比如苦瓜、綠豆等。

省苦增辛，以養肺氣

每年5月5日或5月6日是農曆的立夏。立夏表示即將告別春天，是夏日天的開始。人們習慣上都把立夏當作是溫度明顯升高，炎暑將臨，雷雨增多，農作物進入旺季生長的一個重要節氣。

進入立夏之後，天氣開始變得炎熱，人體氣血趨向體表。正如《素問．四時刺逆從論》中所說：「夏者，經滿氣溢，入孫絡受血，皮膚充實。」從而形成一種陽氣在外，陰氣內伏的生理狀態。此外，立夏過後，人的消化功能較弱，食物調養應著手於清熱消暑，健脾益氣。按照中醫養生學理論，吃對東西才能避免傷脾肺之氣。

唐代「藥王」孫思邈曾把飲食與季節的變化聯繫起來，根據季節的特點，將一日三餐轉變爲一種養生保健方式，他在《千金要方》中寫道：「夏七十二日，省苦增辛，以養肺氣。」那麼，什麼是省苦增辛呢？可能很多人對此並不了解。

所謂省苦增辛是指少食苦味，多進辛味。中醫五行學認爲，夏時心火當令，而苦味食物有清熱瀉火、定喘瀉下等功用，卻會助心氣而制肺氣，因此夏季不要吃太多苦味食物，以免心火過旺。常吃的苦味食物包括苦瓜、蓮心、咖啡、啤酒、芹菜葉、萵筍葉、蘿蔔葉、巧克力、苦蕎麥、杏仁、柑橘、苦丁茶、菊花茶、金銀花等。

由於心火能夠剋肺金，而辛味歸肺經，所以在夏季，儘管天氣炎熱，人們還是應該適當多吃些辛味東西，如：蘿蔔、蔥白、薑、蒜等，其有活血、通竅、發散、行氣、化濕等功用，可補益肺氣，尤其是肺氣虛的人更應該多吃。

不過，需要提醒大家的是，夏季雖然適合適度吃辣，但不能過於辛辣。如今，湘菜、川菜等辣味食物走紅，喜歡吃辣的人越來越多，食辣的程度也越來越嚴重，這樣過於強調「增辛」就過猶不及了。吃得過辣，不僅上火，還容易損害腸胃，本來夏季脾胃就比較弱，這無疑是雪上加霜。

人們在食辣的時候，也應該有所選擇，從理論上說，辣椒的辣屬於中醫所指辛味中口感偏重的一種，不應過食；而蔥、蒜或其他辛辣菜品相對溫和，可適當多吃，如此，才能眞正達到養肺氣的功效。

晚睡早起，科學清補

立夏過後，天氣逐漸熱起來，人們也應該隨著天氣的變化，調整作息與飲食。我國中醫認爲，人生於天地之間，其生命活動要與春夏秋冬的「生」、「長」、「收」、

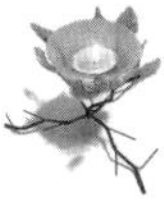

「藏」和諧統一。

過了立夏，夏季萬物處於極盛狀態，人體陽氣也應順應自然界的變化，處於旺盛狀態。此時人們應該晚睡早起，以養陽氣，一般成年人夏季睡眠只要五六個小時即可，睡眠時間可在23點左右上床，第二天早上6點左右起床。

夏季適當午睡是非常有必要的，午睡有利於氣血平衡，能補充體力、提高工作效率。有條件的話，可以在中午補個覺，睡覺時最好採用平躺的姿勢，這樣有利於使大腦得到放鬆。午睡的時間不宜過長，一般以30～60分鐘爲宜，超過1個小時就會適得其反，因爲這樣會干擾晚上的睡眠。如果沒有午睡的條件，在工作之餘，不妨多走動走動，也有助於提神，緩解疲勞。

「晚睡早起」是夏季起居的基本原則，在夏季，人們除了要調整作息外，還應該注意飲食，中醫講究清補，那什麼是清補呢？很多人對這個問題並不是很清楚，存在這片面的理解，甚至認爲清補就是只吃蔬菜和水果。其實，這種做法是不正確的。

清補依然要強調補養，只不過在飲食補養的同時應兼具解熱消暑，以應付炎熱的天氣。尤其是老年人更應該注意這一點，人上了歲數之後，味蕾減少、萎縮，嗅覺細胞更新緩慢，再加上天氣炎熱會使食欲進一步下降。

如果飲食過於清淡，一味地強調水果和蔬菜，就會導致人體蛋白質和脂肪攝入不足，勢必會削弱機體的抵抗力，達不到補養的目的。特別是一些老年朋友，總擔心膽固醇攝入過量，吃雞蛋時，只吃蛋白，不吃蛋黃，這樣做並不正確。

即使血清膽固醇水準高的人，只要保證每日膽固醇攝入量在0.5克以下即可。而每個雞蛋蛋黃中膽固醇的含量極少，完全沒有必要這樣斤斤計較。殊不知，蛋黃中含有豐富的蛋白質和可以降低血清膽固醇的卵磷脂，對人體健康是多麼的重要。

夏季飲食多吃一些清淡、易消化的食物，少吃油膩以及煎炸的食品是沒錯的，但是也要保證蛋白質的攝入充足，最好吃一些含蛋白比較高的食物，比如：雞、魚、蛋、奶及豆製品等等。

此外，暑天出汗多，隨汗液流失的鉀離子也較多，為防止缺鉀，應多吃含鉀食物，新鮮蔬菜和水果中含有較多的鉀，可以吃些草莓、荔枝、桃子、李子等；蔬菜中的大蔥、芹菜、毛豆等也富含鉀。

夏天出汗多，科學補水是關鍵

夏季來了，有些愛美的女性拼命補水保濕，面部肌膚還是很乾燥油膩，也有的人一天要喝滿八杯水，可嘴巴還是覺得乾乾的，這是怎麼回事呢？炎熱的夏天，人體排汗明顯增多，相對其他季節而言，需要補充更多的水分是沒錯的。

到了夏季，天氣炎熱讓人不想出門。只要到了室外，強光高溫無時無刻不蒸發著我們身體中的水分。重視補充水分的人越來越多了，但眞正會喝的人卻爲數不多。不挑時間地喝、不計較內容地喝、不動腦筋地喝……只能證明你是喝了水，卻不一定是喝對了水。下面我們就來說說，夏季該如何正確補水？

•不渴也要補水，補水莫狂飲

多數人們習慣口渴了再喝水，其實這是不科學的。一旦人感到口渴難耐，說明體內已經出現輕微脫水了。還有的人在感覺口渴的時候，貪一時痛快就大量喝水。喝進去的水一下子全部積聚於胃腸，腹部感到非常不舒服，不僅如此，還會影響到膈肌的活動，對正常呼吸造成影響。

•飯前、飯後不要大量飲水

在飯前可以適量喝一些酸梅湯，番茄湯等含酸味的湯水，既有利於保證消化系統分泌足夠消化液，幫助食物的消化吸收，又可以適當的補充維生素C，還可防止中暑。但是，如果在飯前大量飲水則會沖淡胃液，影響食物消化，所以飯前不要大量飲水。

飯後，食物佔據了胃的大部分空間，如這時選擇大量飲水的話，不僅會沖淡胃液，使人體殺菌能力大大降低，而且還會因爲飲水過多，增加胃、心臟和腎臟負擔，所以飯後也不要大量飲水。

●夏季飲食適當補鹽

夏季天氣炎熱，人們出汗較多，人體汗液中含有1%多一點的鹽分，大量出汗就會導致身體的鹽分失去過多，造成體內滲透壓失去平衡，這個時候喝下去的水，根本沒有辦法在細胞內停留，只會很快的又隨汗排出體外，在排汗的同時又帶出一定鹽分，如此惡性循環，就會使體內鹽分嚴重缺失，引起肌肉無力、疼痛，嚴重的甚至還會出現抽搐。所以，應多次少量地喝一些淡鹽溫開水、茶水，或者是飲料來補充身體所需的鹽分。

●出汗莫貪食冷飲

冷飲，清暑解渴，不愧是夏日度暑佳品，但是，如果飲用不當，就會影響到身體健康。所以，喝冷飲也是大有講究的。

不要貪多：如果一次性食用過多冷飲會沖淡胃液和抑制胃酸的分泌，不利於食物消化，還會在很大程度上減弱胃的殺菌能力，影響到人的身體健康。

排汗莫喝：當你在大量排汗的時候，不要立即喝冷飲。因爲冷、熱的急遽變化會讓人體的胃腸感到難以適應，造成對人體的傷害。

過涼莫喝：如果冷飲過涼，並且喝得太多、太急的話，就有可能使胃腸產生痙攣，引起劇烈的疼痛。

•運動後不要狂飲

夏天是一個運動的季節，很多人喜歡到戶外游泳，或者在晚飯後散步，夏季運動後，會造成水分的流失，應該科學地補充水分。

運動後雖然會大量失水，但也不能選擇快速大量地飲水，而是應該做到「細水長流」。同時，為彌補運動的失水，應該在運動前、運動中、運動後給予補充。建議大家運動前喝300～500cc的水，在運動中每隔15分鐘喝150～250cc，在運動後再補足所需的水分。

立夏習俗鑒賞

我國自古以來就習慣以立夏作為夏季開始的日子。在民間為了迎接夏日的到來，逐漸形成了許多傳統的習俗，一些風俗甚至保留到了今天。

•無錫——嘗三鮮

三鮮分地三鮮、樹三鮮、水三鮮。

地三鮮：就是地上長的蠶豆、莧菜、黃瓜（也有的說是莧菜、元麥、蠶豆；還有說是莧菜、蠶豆、蒜苗）。

樹三鮮：就是樹上結的櫻桃、枇杷、杏子（也有說是梅子、杏子、櫻桃；還有說是梅子、櫻桃、香椿頭）。

水三鮮：就是河裡游的海螄、河豚、鰣魚（也有說是鰣魚、鯧魚、黃魚；還有說是鰣魚、銀魚、子鱭魚）。

其中，以當地三鮮最爲普遍，還有的地方在立夏的時候有吃徽豆腐的習俗，說吃了徽豆腐就不會倒楣了。

●長沙——吃「立夏羹」

昔日長沙的農家認爲，立夏這天宜下雨，如若不然，夏秋主旱。農諺謂：「立夏不下雨，犁耙高掛起」；立夏不下雨，蝦公、細魚一鍋煮（意思是說池塘的水乾涸了）」。

長沙人在立夏這一天，吃糯米粉拌鼠曲草做成的湯丸，取名叫做「立夏羹」。俗話說「吃了立夏羹，麻石踩成坑」，「立夏吃個團，一腳跨過河」。

●閩南——吃「蝦麵」

在閩南家家戶戶中，常將紅糟摻入麵條中煮熟以供全家食用，因紅糟色紅，爲吉祥之色，又有發酵的作用，以寓發達、發財之意，而紅糟也幫助消化，有益健康。

這個習俗發展到後來，紅糟也就被海蝦所代替了，謂之「吃蝦（夏與蝦閩南語同音）麵」。海蝦煮熟以後變成紅色，與紅糟的顏色相同，以此表示對夏季的祝願。

●贛東北——吃「立夏」

「立夏」這一天，在贛東北有著吃「立夏」的習慣，就像我們清明吃艾、端午吃粽子、重陽吃桂花酒一樣，都是從老一輩那兒流傳下來的。

「立夏」的製作很簡單：

（1）「乾」：先將大米煮得半熟後搗爛，接著取一部分揉搓壓成塊，再把壓好的塊切成片，最後用油煎炸，謂「乾」。

（2）「湯」：將剩下的部分搓成像湯圓一樣的小球，再加上蘑菇、蒜苔、青椒、豌豆、蠶豆、小南瓜、馬鈴薯等多種春季蔬菜一起湯煮，謂「湯」。

「乾」用手抓著吃，噴香可口；「湯」則不分大人小孩，都用大碗盛著吃，以表示豐盛，味道也是非常的美。

吃「立夏」表示送春迎夏，喜慶春收。在這個時節新上市的蔬菜瓜果，能加的都要加進「立夏」中，「立夏」中的品種越多就表示越喜慶。「閑了一冬，忙了一春」，以前得不到溫飽的農民，在這青黃不接的時候能飽食一頓「立夏」，那便是最大的滿足。

●杭州——吃烏米飯和立夏飯

烏米飯是用烏飯葉子（又叫精青葉）擠汁，糯米在汁中浸泡以後蒸飯而成。據說，在立夏時吃了烏米飯，不會中暑，能祛風敗毒，蚊子也不敢叮咬。

杭人還有立夏食「野夏飯」的習俗。這一天，孩子們成群結隊的到鄰裡各家乞取米、肉，然後到地上去摘蠶豆、挖竹筍，最後到野地裡去用石頭支起鍋灶，自燒自吃，這就被稱爲吃「野夏飯」或者是「立夏飯」。

這種風俗就是把自己當作是乞丐，以爲這樣可以厭勝而避災禍。吃完立夏飯之後，大人會拿來籮筐、大秤，給孩子們秤體重，看看比去年重了多少？

小滿

小滿時節雨量多，風疹易發生

小滿是夏季的第二個節氣，其含義是夏熟作物的籽粒開始灌漿飽滿，但還未成熟，稱爲小滿，每年5月21日或22日爲小滿。小滿節氣正值五月下旬，氣溫明顯增高，天氣悶熱潮濕，濕氣大，溫差大，爲皮膚病的發生創造了條件。如若貪涼臥睡必將引發風濕症、濕性皮膚病等疾病。

在小滿節氣的養生中，我們要特別提出「未病先防」的養生觀點。人們應該做好個人衛生和家庭衛生，重點防範風疹的發生。風疹是由風疹病毒引起的急性呼吸道傳染病，一般集中在3～5發病，大多是通過呼吸道飛沫散播傳染，也可通過患兒口、鼻及眼睛的分泌物，直接傳染給被接觸者。

風疹主要以低熱、上呼吸道輕度炎症、全身散在紅色斑丘疹及耳後、枕部淋巴結腫大爲特徵，風疹塊的醫學名稱叫蕁痲疹，是皮膚紅斑性及水腫性反應。經過治療後，一般症狀較輕，預後良好，有些患者也可不經治療而自癒。

風疹的主要危害在孕婦，如果孕婦在妊娠初期患上了風疹，風疹病毒可進入孕婦血液中，經胎盤感染胎兒，影響胎兒發育，導致先天性心臟病、視力缺損、耳聾，及智力障礙等等。因此，在小滿來臨之際，人們應該做好預防風疹的工作。

預防風疹最可靠的手段是接種風疹疫苗，育齡婦女和兒童接種風疹減毒活疫苗是預防風疹最有效的手段。風疹疫苗注射一次，便可獲得終身免疫，因此，提倡在兒童期或懷孕前注射風疹疫苗。

不過需要提醒大家的是，注射風疹疫苗後3個月內不宜懷孕，不然，疫苗中活的風疹病毒可能不利於胎兒發育。在風疹高發期，孕婦應儘量少去人群密集的公共場所，以避免與風疹患者接觸，若有接觸者，應該在接觸後5天內注射丙種球蛋白。

此外，皮膚病人應該注意飲食調養，清淡飲食，素食爲主，常吃具有清利濕熱作用的食物，如綠豆、紅豆、薏苡仁、山藥、鯽魚、草魚、鴨肉等；忌食甘肥滋膩，生濕助濕、酸澀辛辣、溫熱助火之品，及油煎熏烤的食物，如動物脂肪、海腥魚類、胡椒、辣椒、茴香、桂皮、韭菜、海魚、蝦、蟹、牛、羊、狗、鵝肉類等等。

預防風疹，除了做好外部措施外，提高自身抵抗力也是非常重要的，中醫學認為疾病的發生，主要關係到正氣與邪氣兩個方面的因素。邪氣是導致疾病發生的重要條件，而人體的正氣不足正是疾病發生的內在原因和根據，但也不能否定外界致病因素在特殊情況下，所引起的主導作用。因此，「未病先防」應該從增強機體的正氣和防止病邪的侵害這兩個方面來入手。

天氣雖熱，不可貪涼

小滿節氣過後，氣溫明顯增高，天氣一天天地炎熱起來，人們明顯感覺到夏季的到來。進入初夏以後，陣陣熱風讓人感覺到暑熱的威力，不少人開始出現口乾舌燥、渾身乏力的不適感，而這個時候，也是各種細菌和病毒活躍時期，稍微一不小心，就容易出現感冒和各種消化道疾病。因此，提醒大家，在初夏時需要注意養生保健，細心調理好飲食起居，從而度過一個平安的夏季。

進入初夏時節，很多人都急著脫掉衣服，來享受五彩繽紛的夏季。其實，在這個節氣，天氣變化還是比較大的，可能一會兒是烏雲密佈，一會又豔陽高照，天氣的這種驟然變化，常常讓大家感到措手不及，衣物增減稍有不當就很容易感冒。特別是小孩，在戶外玩耍很容易出汗，如果不能及時地添減衣物，就很容易引發感冒。

因此，在這個時節裡，要根據天氣的情況及時地添減衣物，儘量控制開空調的時間，不能夠只是一味的貪涼，臥室內的溫度一般應該保持在25～27℃之間。

隨著氣溫一天天升高，陽光強度也較大，不少人會有燥熱的感覺，表現爲口乾舌燥、咽喉腫痛、流鼻血、皮膚乾燥脫屑、渾身乏力等等。而一些心腦血管疾病患者，在夏季還容易因血管擴張、收縮功能過度，引起病變。在夏日裡要做好防曬、消暑工作，才能更好的減輕燥熱。

夏季應該適當補充水分和能量物質，以便於降低因天氣乾燥而對身體產生出來的各種不利的影響。在天氣乾燥的夏季，每天的進水量最好能夠達到2000cc～2400cc，並且每天早上起床以後都應該喝一杯水，這樣可以降低血液濃度，以免形成血栓。

此外，多吃一些涼性蔬菜，有利於生津止渴，清熱解暑。在夏季上市的蔬果中，瓜類是這個季節的主打食品，比如冬瓜、絲瓜、葫蘆瓜等，多都是涼性的，它們可以清熱消暑，健脾利濕，以幫助我們度過炎熱的夏季。其他的蔬菜還有番茄、茄子、芹菜、生菜、蘆筍等，這些也屬於是涼性蔬菜。

瓜果雖美，不可貪食

隨著夏季的來臨，各種瓜果逐漸應市，這無疑是給處在高溫中的人們帶來一絲涼意，炎熱的夏日裡持續的高溫會讓人們提不起食欲，何不盡情享受一下瓜果的清爽甜蜜。你收穫的不僅會是好心情、好睡眠，更有難得的好胃口。

一到夏季，很多人食欲明顯下降，吃不下東西，主要的食物就是瓜果，夏季吃寒性瓜果可以幫助消暑，對維持人體內酸鹼平衡有很好的作用。但是，瓜果雖美，食勿過量，食前先洗淨或削去外皮，以防病菌從口而入。下面我們就來細數常食用的瓜果有哪些應注意的事項。

●小黃瓜

小黃瓜被稱爲是「廚房裡的美容劑」，它的美容功效不言而喻，最大的功效就是減肥瘦身嘍！此外，小黃瓜有降血糖的作用，對糖尿病人來說，小黃瓜是最好的亦蔬亦果的食物。小黃瓜一般人群均可食用，適用量爲每天1條。但黃瓜當水果吃，不宜過多，尤其是脾胃虛弱、腹痛腹瀉、肺寒咳嗽的老人應該少量食用。

●苦瓜

苦瓜有清熱解毒的功效。苦瓜還含有較多的脂蛋白，可促使人體免疫系統抵抗癌細胞，經常食用，可以增強人體免疫功能，是夏季的最佳蔬菜。苦瓜還有降血糖作用，這是因爲苦瓜中含有類似胰島素的物質。

對於飲食比較油膩的人、血糖偏高的人來說，苦瓜是比較適宜的食物。不過，如果一味追求苦瓜對身體的好處而攝入過量，則有可能傷「心」，對心臟健康有不利影響。

●西瓜

西瓜是夏季最受歡迎的瓜果，富含糖、蛋白質、維生素A、B、C及微量元素鈣、鐵、磷等。總之，在西瓜的汁液中，幾乎包含著人體所需的各種營養成分。

不過，凡事都要講究一個度，吃西瓜也是同樣的道理，每次不宜多吃，特別是體虛胃寒、便秘、消化不良，和小兒更不宜多吃，否則可引起腹瀉、腹脹、食欲下降等。多吃容易沖淡胃液，引起消化不良或腹瀉。

●香瓜

香瓜又名甜瓜，香瓜香甜可口很好吃，又含有大量的水分，所以有解渴的作用，香瓜不好的地方就在於吃多了很容易使人鬧肚子。李時珍老先生曾經說過：「甜瓜，多食未有不下痢者，爲其消損陽氣故也。」脾胃不好、經常拉肚子的人，不宜多吃。

此外，香瓜之所以很甜，是因為它裡面含有很高的糖分。所以糖尿病病人絕對不可以吃。

冷食無度，腸胃受傷

小滿過後，天氣變得越來越熱，喜歡吃冷食的人越來越多，有些人喜歡在早晨上班前，將自製的飲料或者將瓜果放入冰箱，忙碌了一天，下班回到家，打開冰箱，痛飲一番，好不快活。正是因為這些不良的生活習慣，導致腸胃很受傷。

近年來，「冰箱性胃腸炎」一詞的使用越來越頻繁，所謂的「冰箱性胃腸炎」並不是一般意義上的胃部有炎症。原因是冷食進入胃裡，只有攝氏幾度的食物跟三十六．七攝氏度的胃內環境相比，刺激性太大。過冷的刺激引起胃黏膜毛細血管迅速痙攣收縮，造成胃黏膜嚴重缺血，使胃酸和胃蛋白酶明顯減少，降低胃內殺菌和免疫力，導致胃內功能失常，產生「冰箱性胃腸炎」。

進入夏季之後，人們也不宜追求過冷過涼，從冰箱裡取出來的食物要在室溫下放一段時間再食用，以避免腸胃刺激；將食物儲存在冰箱裡，還要預防污染，應用塑膠袋加以封裝；存放在冰箱裡的飯菜應加熱後再食用，存放時間不宜過長，一般不超過兩天。

關於用冰箱冷藏食物，很多人都認爲，冰凍食品安全性比較好，過低的溫度可以殺死病菌。其實不然，大腸桿菌、傷寒桿菌，和化膿性葡萄球菌都能在零下170℃以下生存。有的冷凍飲品因冷藏溫度不夠造成解凍後又重新冷凍，品質上更無法保證。

基於以上原因，夏季食用冷飲一定要有度，否則腸胃就會遭殃。在這個季節，人們最愛的就是冰鎮西瓜和冰啤酒了。凍過以後的西瓜雖然能給人一種透心涼的感覺，但冷藏過久，瓜瓤表面會形成一層薄膜，冷氣被瓜瓤吸收，在食用後，口腔唾液腺、舌味覺神經，和牙周神經都會因冷的刺激而處於一種麻痹狀態，傷害到脾胃，引起咽喉炎。

同樣，啤酒冷凍溫度也不能過低，啤酒長時間在低溫環境下就會結冰。而受凍後的啤酒外觀混濁，即使是等它解凍以後，其味道也大減。

夏季稍微不小心，就有可能出現冰箱性胃腸炎、胃絞痛，出現這種情況後，建議用熱水袋熱敷肚子，症狀可以得到有效的緩解，然後及時就醫。

小滿習俗鑒賞

小滿的意思是從這個時候開始，大麥、冬小麥等夏收作物已經結果，籽粒漸漸飽滿，但是還沒有完全成熟，所以叫小滿。小滿是一種成熟的象徵，爲了紀念這個美好的日子，全國各地流行著許多不同的習俗。下面讓我們來欣賞一下美好的習俗。

●吃苦菜

小滿前後是吃苦菜的時節，苦菜是中國人最早食用的野菜之一。《周書》有這樣的記載：小滿之日苦菜秀。《詩經》曰：「采苦采苦，首陽之下。」苦菜遍佈全國各地，各地的叫法是不同的，陝西人叫它「苦麻菜」，寧夏人叫它「苦苦菜」，李時珍稱它爲「天香草」。醫學上叫它敗醬草。

苦菜，苦中帶澀，澀中帶甜，新鮮爽口，清涼嫩香，含有人體所需要的多種維生素、礦物質、糖類、膽鹼、核黃素和甘露醇等，具有清熱、涼血和解毒的功能。《本草綱目》中曰：（苦苦菜）久服，安心益氣，輕身、耐老。

醫學上多用苦菜來治療熱症，古人還用它來醒酒。寧夏人喜歡把苦菜燙熟，冷淘涼拌，調上鹽、醋、辣油，清涼辣香，有助於增加食欲。也有用黃米湯將苦菜醃成黃色，吃起來酸中帶甜，脆嫩爽口。有的人還將苦菜用開水燙熟，擠出苦汁，用以做湯、做餡、熱炒、煮麵，各具風味。

●搶水與祭車神

舊時水車車水排灌爲農村大事，諺云：「小滿動三車（三車指的是絲車、油車、水車）。」水車要在小滿這一天開始啓動。

「搶水」儀式流行於海寧一帶，以前，農戶以村爲單位舉行「搶水」儀式，大多都是由年長執事的人約集各戶，一起確定日期，安排準備，然後到小滿這一天的黎明就開始群行出動，燃起火把在水車基上吃麥餅、麥糕、麥團。執事者用鼓鑼爲號，大家以擊器相和，踏上小河岸上事先裝好的水車，數十輛一起踏動，把河水引灌入田，至河濱水盡方止。

祭車神也是農村的一種古俗，傳說「車神」爲白龍，村民們會在車水前、車架上放置一些魚肉、香燭等祭拜物品，特殊之處爲祭品中有一杯白水，在祭拜的時候將杯中的水潑入田中，有祝願水源湧旺之意。

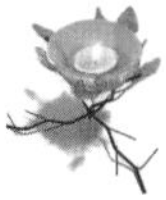

芒種

減酸增苦，補脾理胃氣

芒種爲每年的6月5日左右，是農作物成熟的意思，《月令七十二候集解》：「五月節，謂有芒之種穀可稼種矣。」意思是說大麥、小麥等有芒作物種子已經成熟，搶收十分急迫。晚穀、黍、稷等夏播作物也正是播種最忙的季節，故又稱「芒種」。

到了芒種以後，天氣炎熱，進入典型的夏季，南方進入雨季。芒種的養生重點是要根據季節的氣候特徵，在精神調養上使精神保持輕鬆、愉快，儘量少發怒、憂鬱，使氣機得以宣暢，通泄得以自如。

進入這個時節以後，我們在飲食調養方面要注意，歷代養生家都很重視夏季的飲食，下面我們就從宜食、少食、忌食三個方面，具體來說一下芒種季節的飲食要點。

●宜食

唐朝名醫孫思邈：「是月（芒種、夏至）肝臟氣休，心正旺，宜減酸增苦，益肝補腎，固密精氣。」意思是說，芒種、夏至的節氣到來之時，人們應該增加口味食物的攝入，如菊花、苦瓜、陳皮、荷葉、茶等，可補益肝腎，降火消暑。

孫思邈還提倡——「常宜輕清甜淡之物，大小麥麵，粳米爲佳。」夏季雨水較多，天氣潮濕，人們應注意防暑祛濕，在做飯的時候，加入少量薏米、紅豆、綠豆、茯苓等祛濕的食物。在這裡，給體內濕氣較重的人推薦一個小偏方——薏米水，薏米水具有清暑濕去熱，健脾胃，改善懶散的作用，做法也很簡單。

薏米一小把，冰糖幾顆。薏米洗淨（不要搓）至水清澈，泡一小時。加入清水和冰糖一起大火煮開，再小火燉一小時，要時常攪拌防止黏鍋底。煮到水雪白時熄火，盛出放涼即可飲用，薏米可以當粥吃掉。

●少食

關於夏季飲食，孫思邈提出「減酸增苦」的原則，減少酸味食物的攝入。如柳丁、櫻桃、番茄、楊梅、鳳梨、酸梅湯等。夏季要少吃各類海鮮魚蝦，防止過敏和腹瀉。芒果和榴槤也不適合多吃，因爲濕熱重，容易引起過敏。

● 忌食

在上一節，我們已經說過，夏季天氣雖然炎熱，也不可貪涼，喝冰鎮飲料，要在口中含溫後再咽下，出汗後飲用溫茶。夏季適合清淡飲食，油膩燒烤之物要少吃，在古代的養生學家對此有相關的描述。《呂氏春秋．盡數篇》指出：「善養生者常須少食肉，多食飯。」元代醫家朱丹溪的《茹談論》中有說：「少食肉食，多食穀物菜果，自然沖和之味。」

夏季天氣炎熱，食物容易變質，人們要特別注意——「色惡不食，臭惡不食。失飪不食，不時不食」是飲食衛生的重要原則，意思就是說：顏色變壞了不吃，味道變臭了不吃。煮得不熟太生，或者是過熟、太爛了都不要吃，不是吃飯的正餐時間不吃。

汗出不見濕，藥浴健身益壽

芒種過後，午時的天氣開始變得炎熱，外出的人們常常汗濕衣襟，為避免中暑，芒種後要經常洗澡，衣服也要勤洗勤換，以使「陽熱」易於發洩。不過，需要注意的是，在出汗時不要馬上洗澡，有句老話是這樣說的，「汗出不見濕」，若「汗出見濕，乃生痤瘡」。

如果能夠採用藥浴，效果會更好，更能達到健身防病的目的。藥浴在我國有著悠久的歷史。據記載，打從周朝開始就流行用香湯浴潔身，到了宋明期間，這種香湯浴傳入民間，接著便出現了專供人們洗芳香浴的「香水行」，逐漸形成了一種習俗。

說到藥浴可是非常有講究的，什麼時節該用哪些藥材進行洗浴都是有一定講究的，人們會根據不同的時節來選用不同的藥浴潔身、防病。比如，春節這天常用五香湯來泡澡，令人遍體馨香，精神振奮；農曆的二月二，即民間常說的「龍抬頭」，在這一天多用枸杞煎湯來泡澡，可以令肌膚光澤，不老不病。

當然，芒種時節也有特定的洗浴方式，此時以五枝湯（桂枝、槐枝、桃枝、柳枝、麻枝）沐浴最佳，即先將等量藥物用紗布包好，加十倍於藥物的清水，浸泡20分鐘，然後煎煮半個小時，再將藥液倒入浴水內，就可以浸浴了。五枝湯具有疏風氣、驅瘴毒、滋血脈的作用。

芒種時，桑葚甜

芒種是入夏以來的第三個節氣，此時各種水果競相上市，草莓、楊梅、番茄……漂亮、飽滿的水果讓人垂涎欲滴。不過，芒種節氣的最佳時令水果為桑椹，也許是因為它沒有草莓、番茄那樣華麗的外表，所以，很多人對這種水果沒有給予足夠的重視。

其實，早在兩千多年前，桑椹就已經成爲皇帝御用的一種補品。成熟的桑椹味甜汁多，酸甜適口，因此又被稱爲「民間聖果」。芒種前後天氣炎熱，濕度增大，此時飲食宜清補、少油膩，應注意保護脾胃，宜食具有祛暑益氣、生津止渴的食物。

而桑椹入胃，味甘酸、性微寒，能補充人體胃液的缺乏，有利於促進胃液的消化，入腸能促進腸液分泌，增進胃腸蠕動，有補益強壯的功效，爲此時最佳節令食品。

此外，桑椹入心、肝、腎經，具有補肝益腎、生津潤腸、烏髮明目等功效，主治因陰血不足而導致的頭暈目眩、耳鳴心悸、煩躁失眠、腰膝酸軟、鬚髮早白、消渴口乾、大便乾結等症。

桑葚分爲黑白兩種，鮮食以紫黑色爲補益上品。桑葚的吃法有很多，除了可以直接食用外，還可以用米酒浸泡成熟的桑葚製作成桑葚酒，對治療便秘有一定的功效。如果你不喜歡桑葚的酸味，可以把桑葚蒸熟，在蜂蜜中浸泡三天後，每天酌量吃一點，對緩解神經衰弱有幫助。還可以製成桑葚膏，不過在製作是時要忌用鐵器。

桑葚是芒種時節最佳的時令水果，含有豐富的活性蛋白、維生素、氨基酸，及各種礦物質，可以開胃、潤腸，還能安神助眠；抗衰老，被醫學界譽爲——「二十一世紀的最佳保健果品」。但是桑葚也並非人人都可以食用的。

桑葚中含有溶血性過敏物質及透明質酸，過量食用後易發生溶血性腸炎，所以兒童不宜多吃桑椹。另外，桑椹內含有較多的胰蛋白酶抑制物——鞣酸，這個鞣酸會影響到人體對鐵、鈣、鋅等物質的吸收，且性質偏寒，所以，脾胃虛寒、大便稀溏者不宜食用。再者糖尿病人應忌食桑葚，因爲桑椹含糖量較高。

除了食用外，桑葚還具有治病的功效，如治療貧血，取新鮮熟透的桑椹500克，米酒1000cc，將桑椹洗淨後倒入米酒內，浸泡1～2個月飲用，每日2次，每次1小杯，可用於貧血以及關節炎的輔助治療。

還可以治療女性月經失調，取桑椹、蜂蜜各適量，先將桑椹水煎取汁，文火熬膏以後，加入蜂蜜拌勻飲服，每次10～15克，每日2～3次，可起到滋陰補血的效果，適用於陰血虧虛所致的鬚髮早白、頭目眩暈、女子月經失調、閉經等。

防暑降溫，自有清涼方

過了芒種，人們明顯感覺到盛夏的來臨，消化功能會有所下降，吃不下飯，因此，飲食應當清淡而不是肥膩厚味，要多吃一些雜糧，不要過多食用那些熱性食物，以免出現「火上加油」。其實最好的飲食還是自己動手做一些防暑降溫的湯湯水水，不僅衛生，而且清涼解渴。下面就來爲大家介紹幾款自製的「清涼處方」：

•枸杞防暑茶

原料：五味子12克、枸杞10克、菊花6克、薄荷3克

做法：

(1)將所有材料放入杯中，沖入300cc開水。

(2)加蓋燜泡10分鐘至味道滲出就可以飲用了。

功效：補肺生津、治暑熱煩渴

•苦瓜蜜茶

原料：苦瓜乾品15克、蜂蜜1大匙。

做法：

(1)先將所有材料放入杯中，沖入300cc水。

(2)加蓋燜泡10分鐘至味道滲出，然後調入蜂蜜即可飲用。

功效：清熱、降血壓。

•決明菊花茶

原料：草決明30克，野菊花12克。

做法：將決明碾成細末，和野菊花一起放茶杯中，沸水沖泡代茶飲。

功效：草決明也就是決明子，有降血壓、利尿和緩瀉的作用；野菊花有明顯的降壓作用，可以緩解失眠、頭痛、眩暈等症狀。將兩者相結合，可以提高清熱降壓的功用，對高血壓頭痛有顯著的療效。

●金銀菊花茶

原料：金銀花、菊花各20～30克（頭暈明顯者加桑葉15克，動脈硬化、血脂高者加山楂10～20克）。

做法：將上述材料研製成粗末後爲一天的藥量，分四次，用沸水沖泡，代茶頻飲，不可採用煎熬的方法，因爲煎熬容易破壞它們的有效成分。

功效：金銀花性寒，味甘苦，現代藥理研究發現，金銀花能減少腸道對膽固醇的吸收；菊花性涼，味甘苦，能使周圍血管擴張，從而消除頭痛、眩暈、失眠等症狀。本方可以用於肝火旺的高血壓頭痛、眩暈患者。

●紅棗銀耳湯

原料：銀耳20克，紅棗100克，配冰糖250克。

做法：

(1)先將銀耳用溫水泡脹，洗淨泥沙，摘去黑根後用開水汆一下。

(2)把洗淨浸泡好後的銀耳和紅棗一起，上屜蒸熟。

（3）在湯鍋內加上1500cc清水，水燒開後加入冰糖使其溶化，再加入銀耳紅棗，煮沸片刻，分別裝在碗內就可以。

功效：銀耳軟糯，清鮮甜美，可以生津潤肺，益氣滋陰，特別適宜一些乾咳、痰中帶血、便乾下血、久病及熱病後體虛氣弱、食欲不振的人食用，有一定的療效，也是癌症病人長期服用的補養品。

•百合粥

原料：百合30克，粳米100克，冰糖適量。

做法：

（1）百合用清水洗淨泡軟，粳米洗淨，然後與百合一起加水煮成粥。

（2）粥煮好以後加入冰糖，待溶化再稍煮片刻即可。每天早、晚食用。

功效：百合既是食物，又是一種藥物，甘平，有著潤肺止咳的作用，同時還有益氣調中、清熱寧心的功效，長期食用能收到良好的食療效果。

•薏仁薄荷綠豆湯

原料：薄荷5克，薏仁30克，綠豆60克，冰糖1～2大匙。

做法：

（1）先將薏仁、綠豆洗淨，泡水3小時備用。

（2）鍋中倒入800cc水，加入薏仁以及綠豆，以中火煮開，開後改小火煮半小時，加入薄荷及冰糖繼續煮5～10分鐘後即可食用。

功效：清熱解毒、改善青春痘。

芒種習俗鑒賞

芒種是種植農作物時機的一個分界點。芒種之前，種植各種農作物的成活率比較高，過了這個節氣，由於天氣炎熱，農作物的成活率也就會越來越低，所以，農事種作都以這一時節爲界。有一句農諺「芒種，忙忙種」說的就是這個道理。芒種是一個重要的節氣，全國各地都流傳著一些習俗。

●吃粽子

芒種時節有一個最爲重要的節日，那就是端午節。在端午節這一天有吃粽子、龍舟競渡和喝雄黃酒等習俗。

包粽子的竹葉和荷葉都有具有清熱解暑的效用，粽子的主料是糯米，它可以益氣、生津、清熱。以紅棗和栗子做餡的粽子，更是一種解暑的佳品，棗味甘、性溫，有補中益氣、養血安神的功效；栗子則具有補氣健脾、益腎的功效。夏日裡，酷熱難耐，很多

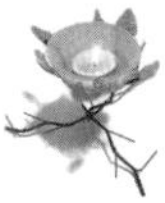

人會上火、中暑，時常吃一些粽子，能夠起到清熱解暑的作用。只是糯米黏性大，性溫滯氣，因此，老年人、兒童，以及有胃腸道疾病的患者要儘量少吃。

•端午三友

端午節民間還有懸艾葉、菖蒲、蒜頭的習俗。艾、菖蒲和蒜被稱做「端午三友」。艾與菖蒲中含有芳香油，它們和大蒜一樣都有很好的殺菌作用。艾與菖蒲可以驅蚊蠅、蟲蟻，淨化空氣。由此可見，古人插艾和菖蒲是有一定道理的。

端午節過了就快進入到夏至了，在這段寒暑交替，蚊蠅滋生，細菌生長繁殖速度的時間裡，懸艾葉、菖蒲、蒜頭具有很好的驅蟲殺菌的作用，值得提倡。

•安苗

安苗是皖南的農事習俗活動，開始於明初。每到芒種時節，種完水稻，爲祈求秋天有個好收成，各地都要舉行安苗祭祀活動。家家戶戶用新麥麵蒸發包，把麵捏成五穀六畜、瓜果蔬菜等形狀，然後用蔬菜汁上色，作爲祭祀供品，祈求五穀豐登、村民平安。

•打泥巴仗

打泥巴仗是侗族的習俗，貴州東南部一帶的侗族青年男女，每年芒種時節都要舉辦打泥巴仗節。當天，新婚夫婦由要好的男女青年陪同，集體插秧，邊插秧邊打鬧，互扔泥巴。活動結束，檢查戰果，身上泥巴最多的，就是最受歡迎的人。

夏至

烈日炎炎，鍛鍊需有方

每年的6月21日或22日，爲夏至日。夏至這一天，太陽直射地面的位置到達一年的最北端，北半球的白晝達最長，夏至後入伏有初伏、中伏、末伏之分，而三伏天是一年之中最炎熱的時期。

從中醫理論上來講，夏至是陽氣最旺的時節，養生要順應夏季陽盛於外的特點，注意保護陽氣。人們可以通過健身來活動筋骨，調暢氣血，養護陽氣。如早晨起床後，到戶外散散步或者慢跑，呼吸新鮮空氣，舒展人體的陽氣。

夏季天氣炎熱，運動健身的方法也應與其他季節有所區別，夏季運動養生，心態要正，不可急功近利，操之過急。這是夏季運動的重要原則。另外，夏季健身還應該注意以下幾點：

●運動強度不宜過大

夏季是減肥的最佳季節，不少人爲了達到瘦身的目的，每天都在健身房裡苦練，一練就是好幾個小時。這樣一味地苦練會導致身體疲勞。

本來夏季天氣熱，出汗較多，能量消耗就大，鍛鍊時就需要量力而行，養護陽氣。人體運動到一定程度，就會達到一個興奮點，再繼續練下去，就會感到疲勞，甚至是體力透支。因此，當練到身心舒暢時，就不要再運動了。

特別是一些中老年人，不要過於追求運動強度，因爲一些平時較難察覺的隱性疾病很可能因過度運動而被引發。建議每次運動時間爲1小時，每星期3次。運動時要注意關注心率、血壓、疲勞度，是否有頭暈、噁心等的現象。

●適當出汗

天氣一熱，稍微一運動就容易出汗，人體主動運動所出的汗稱爲主動出汗，這是爲了保持體溫、散發熱量，是有利於身心健康的。可能有人就會想了，是不是出汗越多就越好呢？那倒是未必。

通常情況下，運動強度越大，出汗量就越多。但出汗就爲了降低體溫，如果出汗太多就會損失人體裡的水分和鹽分，體內失水過多，對健康是不利的。而一些無汗運動也同樣可以達到健身的目的。那些稍微運動一下就汗流浹背的人，大多是心臟有問題，應該到醫院去檢查一下。

有些人會覺得運動前多喝水，可以彌補水分的流失，其實這也會導致體液增多而增加出汗量，鹽分也會進一步流失，引發痙攣。

在這裡，給大家推薦一種不錯的運動——走鵝卵石，強度不大，又能提高平衡能力和靈活性，對高血壓也有明顯的改善作用。不過，這種運動並非人人適合，患有骨質疏鬆和骨關節退行性病變的人，應控制走鵝卵石的時間，以免加重關節損害。

剛開始走鵝卵石時，腳會比較疼，不應勉強堅持走很長時間，要循序漸進地增加鍛鍊量。走路時要將精力集中在路面，以免分散精力，造成不必要的扭傷、跌傷。也可以採取站在原地踮腳尖的方式，既安全，又能按摩穴位。

調息靜心，科學起居

夏至之後，我國大部分地區就進入盛夏。高溫酷暑天氣時常出現，氣溫有時可達攝氏40度上下。炎熱的天氣，常使人煩躁不安，焦慮、抑鬱、緊張等不良情緒困擾著人們，所以，夏季養生很重要的一條便是調息靜心。

《素問．四氣調神大論》曰：「使志無怒，使華英成秀，使氣得泄，若所愛在外，此夏氣之應，養長之道也」。意思是說，夏季要神清氣和，快樂歡暢，心胸寬闊，精神飽滿。

魏晉時期的嵇康《養生論》中有——「更宜調息靜心，常如冰雪在心，炎熱亦於吾心少減，不可以熱爲熱，更生熱矣」。這句話告訴人們在炎熱夏天，應當調整呼吸，使心神安靜，意念中想心中存有冰雪一樣，便不會感到天氣炎熱了；不應當被炎熱擾亂心神，使心境煩躁，這樣會使身體感到天氣更炎熱。

俗話說，心靜自然涼，可是在炎熱的夏季，又有幾人能夠眞正做到心靜呢？要實現心靜自然涼，不妨從以下方面進行嘗試。

在本文的開始，我們已經介紹了《素問．四氣調神大論》、《養生論》中的相關內容，要實現靜心，人們應儘量保持澹泊寧靜的心境。不要生悶氣，遇到不順心的事，要學會將不良情緒轉移，適當發洩心中的不滿，感到心情煩躁不安時，不要急於工作，拋開手中的工作，閉目養神，在腦海裡想像優美的風景，如一片綠林、一片藍天、廣闊的大海等等。

情緒與睡眠也有著密切的關係，睡眠不足，心情就會變得急躁、煩悶，作息不規律，經常熬夜的人，往往情緒不穩定。夏天日照時間比較長，表現爲白天長夜間短。所以根據這一季節的規律，人們的起居和作息時間，也應該隨之做一些相應的調整。

爲順應自然界陰陽的盛衰變化，一般夏季宜晚睡早起，並利用午休來彌補夜晚的睡眠不足。晚上最好能在11點之前入睡，早上最佳起床時間是5、6點之間。

因爲夜間11點至凌晨1點是臟腑氣血回流的時間，此時，血回流到肝臟準備儲存能量，如果在此時間得不到很好的休息，能量就無法被貯藏，就會肝盛陰虛，陰陽失和。

如果晚上睡眠品質不佳，可以在中午適當午休，尤其是老年人，更應該重視午休，中午最好休息30～60分鐘。總之，老年人應該儘量保持每天有7小時的睡眠時間。

以前在炎熱的夏季，很多老年人在戶外乘涼的時候，喜歡拿著一把搖扇，一方面用來搧風，另一方面用來驅趕蚊蟲。其實，用搖扇來降溫還有利於身心健康呢！

因爲人的肢體是由左、右大腦交叉控制的。左腦支配著右肢，右腦支配著左肢，而搖扇必須是左、右兩隻手輪流使用，這樣可以促進手指、手腕、肘關節的靈活性，還能夠鍛鍊雙肢的肌肉力量，增加了腦血管的柔韌性，有效地減少腦血管疾病的發生。

夏至時節，慎防夏打盹

俗話說：「春睏、秋乏、夏打盹」，夏至是天氣最熱的一段時間，上班族們常常感到上班沒有精神，學生們上課頭腦發脹，總打瞌睡……這就是俗稱「夏打盹」的現象，醫學上稱之爲「夏季倦怠症」。

那麼，爲什麼會出現這種現象呢？夏季溫度過高，人體大量出汗，鉀元素會隨著汗液大量排出。鉀是人體不可缺少的元素，主要作用是維持神經、肌肉的正常功能。

因此，人體一旦缺鉀，精力和體力就會有所下降，並且耐熱能力也會降低，最突出的表現就是四肢無力，出現程度不同的神經肌肉系統的鬆弛軟癱，尤以下肢最爲明顯，嚴重時還會導致體內酸鹼平衡失調、代謝紊亂、心律失常，且伴有胸悶、心悸等心血管系統功能障礙。

那麼，怎麼樣才能克服「夏打盹」呢？

●補充鉀元素

克服「夏打盹」首先就要從根源上做起，多補鉀，最有效的方法是多吃含鉀豐富的食品。糧食作物中，以紅薯、蕎麥、玉米、大豆、綠豆等含鉀元素較高；含鉀豐富的水果有香蕉、草莓、柑橘、葡萄、柚子等等；蔬菜中，莧菜、香菜、芹菜、油菜、甘藍、菠菜、大蔥、萵筍、毛豆等含鉀元素較高。

此外，多喝茶也可以補鉀，茶葉中含有1.1％～2.3％的鉀。夏天多喝茶還可以消暑，可謂一舉多得。

●調理胃口

長夏時節，時常打瞌睡主要是因爲脾虛濕阻所引起的，在飲食方面，可以多吃一些薏仁綠豆湯、山藥薏仁粥等，以起到健脾化濕開胃的作用。中成藥方面有藿香正氣膠囊、純陽正氣丸、玉樞丹等；中草藥，比如藿香、佩蘭、菖蒲、砂仁、蔻仁、扁豆、荷葉、菊花、決明子、蓮子等，可起到清熱化濕。有了胃口以後，飲食的攝入量就會增加，讓精神倍增，這個時候就不容易再打瞌睡了。

●保證睡眠

夏季，晚上最好能在10點半至11點左右開始睡覺，以保證每天6～8小時的睡眠時間。睡覺前不做劇烈運動，不吃東西，少喝水，以保證睡眠品質。午餐後最好能有半小時的午休時間。睡眠充足了，自然打瞌睡的時候就少了。

另外，適當運動也有助激發身體的活力，通過運動改善血液循環，加速新陳代謝，提高身體適應能力。伸伸懶腰舒展身體，做做頭部按摩等等，都會有一定的說明。特別是一些戶外運動，呼吸新鮮空氣，可以讓人神清氣爽。

不過，需要特別提醒大家的是，有些老年人及少數中年人、青年人在晚上睡眠正常，白天還是不停打瞌睡，如果是這樣就有必要到醫院檢查一下，看看是不是由器質性疾病引起的，以免延誤了最佳的治療時間。

夏天也會感冒，小心熱傷風

夏至一到，天氣變得異常炎熱，由於太熱，消耗過大、天氣熱睡不好覺，活動太少，受這些影響會導致的生氣上火。再加上人們過於貪涼，喜歡沖涼水、空調過低、睡覺不蓋被子、長時間吹風扇等。這些因素很容易導致熱傷風的發生。

熱傷風中醫稱爲暑濕感冒，多發生於夏至以後，熱傷風主要表現爲發熱、惡寒、無汗或有汗、鼻塞流涕、頭痛、咽痛、咳嗽、噁心、小便黃、關節酸痛、全身無力。

爲了更好地了解熱傷風，我們先從症狀上來說說風寒感冒、風熱感冒、暑濕感冒三者之間的異同性，它們的症狀都有鼻塞、流涕、發燒。區別就在於風寒感冒和風熱感冒大多都發生在秋冬季和春秋季，是發熱輕、惡寒重；而暑濕感冒有所不同，它是夏天特有的一種感冒。

熱傷風的發熱和秋冬季感冒是有區別的，通常是發熱重、惡寒輕，一般病人沒有寒冷的感覺，只是發熱，出汗多但是不解熱。所以，對付夏天的熱傷風如果還像冬天感冒一樣吃退燒藥，那不但不能收到預期的效果，還有一定的副作用。

由此可見，熱傷風是夏季特有的一種疾病，雖然不具有傳染性，但它卻可以誘發一些疾病的發生，比如慢性氣管炎、哮喘等。所以，人們應該重視此疾病，患了熱傷風以後應注意以下幾件事：

●防止再受涼，保持安靜

傷風感冒多是因爲夏季過於貪涼導致的，感冒發生後，如果再受涼，無疑會雪上加霜。傷風感冒是從咽喉部開始的，只有好好休息，保持安靜，才能增強抵抗力，增加咽喉部位血流量，使咽喉感染部位毛細血管不再繼續擴張，繼續壓迫神經，嗓子疼痛的症狀才會慢慢地減輕。

●喝些熱的酸性飲料

感冒後，最好能喝些熱的酸性飲料，比番茄湯、酸梅湯等。因爲熱酸性飲料能酸化喉部，控制病毒在喉部的繁殖。熱傷風會大量消耗身體裡的維生素A，最好吃一點魚肝油或者維生素A，這樣有助於病情的康復。

●減少活動

患熱傷風時消耗的體力較大，幾乎與參加重體力勞動相當，人們常常感到渾身沒有力氣，就是這個原因。所以，這個時候人們應該適當減少活動量，多休息。如果活動量還跟平常一樣，身體裡就會釋放出一種影響產生抗體的激素，這對恢復健康是不利的。

當然，如果能夠及早做好防範措施，預防熱傷風的發生是最好的。預防措施首要的一條便是莫貪涼，少吹冷氣，吹冷氣也應有個度，不能長時間待在溫度太低的冷氣房間裡。特別是到了晚上睡覺的時候更要注意，不能讓冷氣對著人直吹。

還有就是多吃清熱食品，多吃一些有助於散風熱、清熱的食品，如多喝一點綠豆湯，多吃蘿蔔、白菜、白菜根，還可以泡點兒薄荷、茶葉喝。預防熱傷風，可以用鮮藿香葉熬湯喝，把藿香葉加水煎5分鐘後加入少量的白糖，趁熱喝了就成，每天喝三次。

夏至習俗鑒賞

夏至日是我國最早的節日，據說在清代之前，夏至日全國放假一天，回家與親人團聚暢飲。關於夏至的習俗，時至今日，民間仍有所保留。下面就讓我們一起來欣賞。

●夏至吃麵

民間有「冬至餃子夏至麵」的說法，意即餛飩、麵條分別是冬至、夏至的應令食品。北方主要是打鹵麵和炸醬麵。到了夏至，新麥已經登場，所以夏至食麵也有嘗新的意思。

萊陽一帶夏至日薦新麥，黃縣一帶則煮新麥粒吃，兒童們用麥秸編一個精緻的小笊籬，在湯水中一次一次地向嘴裡撈，既吃了麥粒，又是一種遊戲，很有農家情趣。

在清代，夏至祭神十分盛行，民間須吃麵食，以示敬神。由此可見夏至這天，北方人吃麵條也好，南方人吃餛飩也好，都是過節祭神的習俗。

夏至這天，除食麵食外，有的地方食涼粉、涼皮，也有些地區還要喝涼茶，吃荔枝，一些地方還流傳夏至食狗肉的習慣。

●戴棗花、稱體重

在江南一帶，有些地方盛行在夏至時節戴棗花。夏至節氣，正是棗花盛開的季節，女子頭上戴棗花，據說可避邪又可治腿腳不適。母親會給女兒頭上戴上棗花，並且嘴裡念念有詞：腳麻腳麻，頭上戴朵棗花。

還有些地方，在夏至這天會稱體重。據說男女老少在這一天稱了體重後，高溫酷暑天裡，能一夏健康保平安。因此，在昔日缺醫少藥的鄉村裡，農人們年年不忘夏至稱人。稱人的主要工具是一桿到梢百公斤的大秤，一隻大籮筐，一根長麻繩。

稱人由村上的老長輩操作，大籮筐用麻繩兜住，人坐進筐裡，由兩人抬起，老長輩負責打砣看秤。人們一個挨一個排隊過秤，稱好報出那人斤兩，場面十分熱鬧。

小暑

到了小暑，嚴防食物中毒

每年7月7日或8日爲小暑節氣。暑，表示炎熱的意思，小暑意指天氣開始炎熱，空氣濕度較大，這種氣候正好適合病原微生物的生長繁殖，而人體這個時候抗病能力又相對較低，冷菜、海鮮等食用不當，很容易造成食物中毒。

小暑過後，細菌性食物中毒的發生逐漸增多。食物中毒後，患者主要表現爲腹痛、腹瀉、噁心、嘔吐等胃腸道症狀，常在進食數小時後發病。一旦出現食物中毒的症狀之後，首先應立即停止食用可疑食物，同時撥打119急救，患者可先採取以下措施進行自救。

「催吐」是一個非常簡單但有效的方法，用乾淨的手指放到喉嚨深處輕輕劃動，也可用筷子、湯匙等。同時喝些鹽水，有補充水分和洗胃的作用。提醒大家的是，催吐要在吃完食物兩個小時內進行，效果才明顯。

另外，如果患者的嘔吐物中發現血性液體，有可能是出現了消化道或咽部出血，應停止催吐，當患者出現昏迷時，也是不宜進行催吐的，否則容易導致嘔吐物堵塞氣道。

催吐是自救的方法之一，但並不是什麼時候都可以採取這個方法，如果患者進食已經超過兩個小時，食物已到了小腸大腸，再催吐就沒有什麼效果了。

此時應考慮導瀉的方法。將中藥大黃用開水泡服，也可用無水硫酸鈉。但注意「導瀉」適合用於體質較好的年輕人，小孩和老人要慎用。

「食醋」具有一定的殺菌作用，可以防治腹瀉。吃了變質食物後，可先用食醋加開水沖服。牛奶或蛋清中含有蛋白質，也可以緩解重金屬中毒。但如果情況嚴重，一定要及時送急救。

以上介紹的方法只是爲治療急性食物中毒爭取時間，在緊急處理後，要將患者及時送往醫院進行治療。

在去醫院之前，患者和家屬還要做一件非常重要的事情——保留食物樣本，保留食物樣本可以確定中毒物質，這對治療來說至關重要，如果沒有食物樣本，也可保留患者的嘔吐物和排泄物，以方便醫生確診和救治。

食物中毒後，如果患者能夠得到及時的救治，一般都不會對身體造成太大的影響，但情況嚴重時，也可能會導致死亡。所以，人們不可掉以輕心。在日常生活中，應該儘量避免食物中毒。

導致夏季食物中毒的主要原因有兩個，一個是吃隔夜飯，夏季天氣炎熱，很多人為了圖省事或者貪涼，不把食物加熱就食用，這是非常不妥的。米飯之類的食物在食用前要經過徹底的高溫蒸煮，以達到殺菌的作用。當然不食用隔夜的冷飯是最好的。

還有一個原因就是吃海鮮，海鮮體內含有一種名叫副溶血性弧菌（Bibrio Parshemolyticus）。海鮮未經加熱時存在大量副溶血性弧菌，食用過量海鮮會導致食物中毒。因此，食用海鮮時要注意量的控制。生食海鮮時可以通過蘸醋的方式殺菌，另外，在食用青皮紅肉的魚類時要特別注意高溫殺菌。

大量飲水，當防水中毒

我們都知道，夏季食用不衛生的食物會發生食物中毒，可你了解水中毒嗎？對於大多數人來說，水中毒還是個新鮮名詞。在這一節我們就來了解一下什麼是水中毒。

眾所皆知，水在人體中發揮著重要的作用，而且比重非常大，約占體重的65%～

70%，人體細胞膜是半透膜，水可以自由滲透，如飲水過多，水就會滲透到細胞內，使細胞腫脹而發生水中毒。尤以腦細胞反應最快，腦細胞出現水腫後，患者就會出現頭昏腦脹、頭痛、嘔吐、乏力、嗜睡、心律減速，嚴重時會昏迷、抽搐，甚至危及生命。

說到水中毒，人們很容易想到溺水，其實，在日常生活中也時常發生，只不過程度較輕，很難引起人們的注意而已。水中毒最容易發生在炎熱的夏季，天氣炎熱，人們出汗較多，體內的鈉鹽等電解質也會隨汗液一起排出體外。如果此時大量飲用白開水，而沒有及時補充鹽分，就很容易導致肌肉抽搐或肌肉痙攣性疼痛。

其實，防止水中毒發生很簡單，就要掌握正確喝水方法，正確的喝水方法是：先用水漱漱口，潤濕口腔和咽喉，然後喝少量水，停一會兒，再喝一些，分幾次喝，就不會因「水中毒」而損害健康。

如果在戶外活動後，身體出了大量的汗，如能及時補充點淡鹽水，則更利於身體健康。另外，人們不要總等到口渴了再喝水，那時再喝水已經遲了，說明體內已經缺水，要保持體內有適量的水分，就要「主動飲水」，即在口未感到渴時就要喝水。

在這裡，需要特別提醒家長們的是，兒童喝水不宜過多，雖然兒童生長代謝旺盛，對水的需求量比成人要多。但兒童水代謝器官功能尚未完善，調節和代謝功能差，易出現水代謝障礙，喝水過多則會影響其健康。

如果兒童一次或多次飲用過多水，而腎臟對過多的水分又不能及時排出，就可能會出現頭昏腦脹、甚至意識障礙等「水中毒」現象。除此，兒童排尿的調節功能還不穩定，喝水太多，可導致尿頻或遺尿，還可能出現神經性排尿困難。

所以，家長應該按照兒童生理需要量給孩子飲用，兒童每日飲水量應為：1歲以下：700cc左右；2到3歲：780cc左右；4到7歲：950cc左右；8到9歲：1050cc左右；10到14歲：1100cc左右。

如果有人出現水中毒的情況，家人可以採取急救措施：立即讓患者喝豆漿，使胃中的鹽鹵與豆漿發生作用，生成豆腐，可解除鹽鹵毒性。沒有豆漿的話，可以先灌入米湯，再灌入溫開水，用手指刺激患者咽後壁，進行催吐洗胃，反覆數次。病情嚴重者應立即送醫院進行搶救。

夏日炎炎，注意腸胃安康

烈日炎炎，陰雨連綿，陽盛陰衰的夏天，自然界萬物都表現出生機旺盛。細菌、病毒等各種微生物當然也不例外。它們藉天氣炎熱、陰雨不斷、空氣潮濕的這個大好時機，迅速生長，大量繁殖。而高溫、多雨、濕度大也有利於各種傳播媒介，比如蒼蠅、蚊子等開始迅速的繁殖，從而污染到了其他生物的生存環境。所以，在夏季裡極易發生和流行一些傳染病。

炎熱夏季，最容易受傷的部位就是腸胃，一到夏季，腸胃病患者的數量就猛增。這除了與氣候變化、食物污染有關外，也與夏季人體的特殊體質有關。夏季全身的皮膚血管處於擴張狀態，體表組織的血流量相對較多，而胃腸道血流量相對較少，胃腸道抵抗力相對較差，因而，夏季胃腸道就顯得非常脆弱，很容易生病。

進入夏季以後，應該特別注意預防急性胃腸炎、流行性腹瀉、細菌性痢疾等腸道傳染病。預防此類疾病的發生，首先就要了解致病因素，主要包括：暴飲暴食、煙酒過度、過量攝入油膩辛辣食物；過度疲勞，長期熬夜；夏季喜歡吃生冷食物，不注意飲食衛生；已患有慢性胃腸病者，精神緊張、生活飲食沒有規律、不按時服藥等等。

以上這些致病因素，人們應該給予注意，儘量避免，這能在一定程度上減少腸胃疾病的發生。關於胃腸疾病，預防比治療更爲關鍵。夏季人們的飲食往往比較重視「補充水分」、「口味清淡」等，但只做到這兩點是遠遠不夠的，還應該要了解以下常識：

●不飲生水，不吃生食

水是傳播胃腸病的源泉，人們日常飲水務必保持清潔新鮮，不飲生水；很多生食也可能帶有致病菌，進食未經徹底煮熟的海鮮如：蝦、蟹、蠔等，或進食未經洗淨的蔬菜水果等等都容易引發胃腸道疾病。

•飲食清淡，少吃肉食

夏季食物以清淡爲宜，多吃新鮮蔬菜、水果和豆製品，不食生冷變質發黴食物。尤其要注意肉食的攝入，因爲它是引起急性胃腸炎的主要食品，此外，還包括蛋奶類、魚蝦、糕點等，由於這些污染食物的致病菌不分解蛋白質，常沒有外觀性狀的變化，容易被忽視，很容易導致腸胃病的發生。

小暑吃大蒜，疾病減一半

在北方，大蒜是多數人不可缺乏的每餐必備作料，尤其在到了夏季，涼拌菜中更是少不了大蒜的身影，很多人都把它當做預防疾病的「良藥」。也許你非常討厭大蒜的味道，不過大蒜的作用是不容忽視的，人們還是應該儘量多吃一些大蒜。

關於吃大蒜的好處，在很久以前，我們的老祖宗就發現了，《農書》上說，大蒜「夏日食之解暑氣，北方食肉尤不可無，乃食經之上品。」炎熱的夏季，是急性菌痢和急性腸炎的好發季節，每日吃幾瓣生大蒜，可有效地防止其發生。

關於吃大蒜治療腹瀉的偏方和驗方，在唐代孫思邈用大蒜治療泄瀉暴痢，明代李時珍則用大蒜治療霍亂和冷痢。古人還主張把大蒜作爲旅遊時必備的藥物。元代王禎在《農書》中說，將大蒜「攜之旅途，則炎風瘴雨不能加，食之臘毒不能害。」

現代醫學研究證明，大蒜具有抗菌能力，對痢疾桿菌、霍亂弧菌、大腸桿菌、葡萄球菌、傷寒桿菌、炭疽桿菌、黴菌等均有殺滅作用，所以稱大蒜爲——「地裡長出的青黴素」。

可能有人會認爲生吃大蒜有味道，熟吃大蒜不就可以了嗎？其實不然，大蒜最好生吃，如果煮熟了再生，殺菌的效果就會大大降低，熟吃必須比生吃的多8倍。如果你嫌大蒜有味道，吃完之後最好刷牙，沒有條件可以嚼口香糖或喝一口醋。咖啡的效果會更好，因爲它裡面的一種成分能和蒜素結合，消除氣味。

雖然大蒜是個好東西，但是也不可過量食用，每天吃生蒜2到3瓣，或熟蒜4到5瓣即可，如能將大蒜搗爛食用，效果會更好。因爲在大蒜的鱗莖中含有蒜氨酸和蒜酸，它們在鱗莖中各自存在，把鱗莖搗碎後就可以使兩者接觸，蒜氨酸才能在蒜酸的作用下分解，生成有揮發性的大蒜辣素。

大蒜除了不能過量食用外，對於某些人群來說，也是不宜食用。中醫裡有「大蒜百益獨害目」之說，所以有眼病的人不宜多吃大蒜。另外，經常發燒、潮熱盜汗等虛火較旺的人，也不要吃太多的大蒜，因爲大蒜會讓陰虛的狀況加劇。

還有，胃潰瘍及十二指腸潰瘍或慢性胃炎的人，也忌食大蒜，因爲具有辛辣味的大蒜素會刺激胃腸道，使胃腸黏膜水腫、充血加重，促進滲出，使病情進一步惡化。哮喘病人以及嚴重的心臟病人，也不宜多食生蒜。

小暑吃薑，生活更健康

「冬吃蘿蔔夏吃薑，不用醫生開藥方」。自古以來中醫學家和民間有「生薑治百病」之說。夏季飲食更是離不開薑，吃生薑可以預防夏季疾病。

在夏季，很多人吃不下飯，食欲大減，這是因爲氣候炎熱，唾液、胃液的分泌會減少，因而影響人的食欲，不妨在吃飯時食用幾片生薑，生薑有健胃增進食欲的作用。

夏季也是細菌生長繁殖異常活躍的時候，易污染食物引起急性腸胃炎，適當吃些生薑或是喝薑母茶（用乾薑煮出的茶水），就能起到防治作用。因爲生薑能起到某些抗菌素的作用，尤其是對沙門氏菌效果最爲明顯。

另外，生薑對胃痛亦有緩解或止痛作用，胃炎及胃十二指腸潰瘍所發生的疼痛、嘔吐、泛酸等用生薑50克煎水喝，即可迅速消除症狀。

夏季人們好貪涼，喜歡將電扇、冷氣對著吹，久而久之，就容易感受風寒，導致傷風感冒。此時，不妨喝點薑糖水，有助於驅逐體內風寒。

此外，生薑能治療中暑。中醫認爲生薑能「通神明」，即提神醒腦。中暑人出現昏厥不省人事時，可以給患者服用薑汁，能使患者很快醒過來。中暑情況較輕的患者，適當吃點生薑湯大有裨益。

列舉了薑的這麼多好處，夏季的時候，人們一定要吃一些，對防病健身都大有好處。那麼，薑該怎麼吃呢？薑的吃法有很多，喝薑湯，煮菜熱油時放點薑絲，燉肉、煎魚加薑片，做水餃餡時加點薑碎，都是可以的，既能提味，又有助於醒胃開脾，促進食欲，幫助消化吸收。食用薑雖然有諸多好處，但是也應該注意一些用法和禁忌。

（1）**不要去皮**　有些人在吃薑的時候喜歡削皮，這樣做不能發揮薑的整體功效。一般的鮮薑，在用清水洗乾淨以後就可以切絲、切片即可。

（2）**並非人人適合吃薑**　凡屬陰虛火旺、目赤內熱的人，或是患有癰腫瘡癤、肺炎、肺膿腫、肺結核、腎盂腎炎、胃潰瘍、膽囊炎、糖尿病、痔瘡的人，都不宜食用生薑。

（3）**不能吃爛薑**　腐爛的生薑會產生出一種毒性很強的物質，它可以使人體的肝細胞變性、壞死，誘發肝癌、食道癌等惡性病。切勿相信「爛薑不爛味」的說法，這是完全錯誤的。

（4）薑不可過量食用　夏季天氣炎熱，人們容易出現口乾、煩渴、咽痛、汗多，生薑性辛溫，屬於是熱性食物，根據「熱者寒之」的原則，不宜多吃。可以在做菜或者是做湯的時候，放上幾片生薑即可。

（5）愼食生薑紅糖水　生薑紅糖水只適用於風寒感冒或淋雨後有胃寒、發熱的患者，不能用於暑熱感冒及風熱感冒，也不能用於治療中暑。

小暑習俗鑒賞

小暑爲每年7月中旬前後，其反映暑熱程度，暑即炎熱，小暑雖不是一年中最炎熱的季節，但緊接著就是一年中最熱的季節大暑，民間有「小暑大暑，上蒸下煮」之說。關於小暑這個節氣，民間有許多習俗。

●「食新」習俗

過去民間有小暑「食新」習俗，就是在小暑過後品嘗新米，農民將新割的稻穀碾成米後，做好飯供祀五穀大神和祖先，然後人人吃嘗新酒等。據說「吃新」乃「吃辛」，是小暑節後第一個辛日。民間有小暑吃黍，大暑吃穀的說法。

伏天民諺有——「頭伏蘿蔔二伏菜，三伏還能種蕎麥」或「頭伏餃子，二伏麵，三伏烙餅攤雞蛋」。頭伏吃餃子是傳統習俗，伏天，人們的食欲有所下降，往往比常日消瘦，俗稱苦夏，而餃子在傳統習俗裡是開胃解饞的食物。

山東有的地方吃生黃瓜和煮雞蛋來治苦夏，入伏的早晨吃雞蛋。徐州人入伏吃羊肉，稱爲「吃伏羊」，這種習俗可上溯到堯舜時期，在民間向有——「彭城伏羊一碗湯，不用神醫開藥方」的說法。

伏日也有吃麵的習俗，據說這個習俗至少在三國時期就已開始了。《魏氏春秋》：「伏日食湯餅，取巾拭汗，面色皎然」，這裡的湯餅就是熱湯麵。《荊楚歲時記》中說：「六月伏日食湯餅，名爲辟惡。」五月是惡月，六月亦沾惡月的邊兒，故也應「辟惡」。伏天還可吃過水麵、炒麵。

另外，山東臨沂地區有給牛改善飲食的習俗，伏日煮麥仁湯給牛喝，據說牛喝了身子壯，能幹活，不淌汗。民謠：春牛鞭，舐牛漢（公牛），麥仁湯，舐牛飯，舐牛喝了不淌汗，熬到六月再一遍。

●吃黃鱔和藕

俗語：小暑黃鱔賽人參。黃鱔生於水岸泥窟之中，以小暑時節前後一個月的夏鱔魚最爲滋補味美。

夏季往往是慢性支氣管炎、支氣管哮喘和風濕性關節炎等疾病的一個緩解期，而黃鱔性溫味甘，具有補中益氣、補肝脾、除風濕、強筋骨等作用，根據冬病夏補的這一說法，小暑時節最適宜吃的是黃鱔。

黃鱔蛋白質含量比較高，鐵的含量比鯉魚、黃魚更是要高一倍以上，並含有多種礦物質和維生素。黃鱔還可以降低血液中膽固醇的濃度，從而防治因動脈硬化而引起的各種心血管疾病，對食積不消所引起的腹瀉，也有著較好的作用。

民間還有小暑吃藕的習慣，藕中含有大量的碳水化合物，以及豐富的鈣、磷、鐵等和多種維生素、膳食纖維，具有清熱、養血、除煩等功效，特別適合夏天食用。

鮮藕以小火煨爛，切片以後加入適量的蜂蜜，可隨意食用，具有安神入睡的功效，還可以治療血虛失眠。

大暑

日食二合米，勝似參芪一大包

在每年的7月23日或24日爲大暑節氣，這時正值「中伏」前後，是一年中最熱的時期。夏季的飲食調養應以暑天的氣候特點爲基礎，到了大暑節氣，是一年中最熱的時候，易傷津耗氣，此時食用藥粥最滋補身體。

著名醫家李時珍非常推崇藥粥養生，他說：「每日起食粥一大碗，空腹虛，穀氣便作，所補不細，又極柔膩，與腸胃相得，最爲飲食之妙也。」藥粥對老年人、兒童、脾胃虛弱的人，都非常適宜。所以，古人稱——「世間第一補人之物乃粥也」。

那麼，暑天該食用什麼粥呢？「日食二合米，勝似參芪一大包。」《醫藥六書》贊：「粳米粥爲資生化育坤丹，糯米粥爲溫養胃氣妙品。」由此可見，藥粥對人體健康

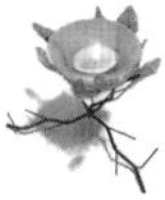

多麼重要。那麼，夏季該食用哪些藥粥呢？

中醫認爲，脾主濕，濕爲夏季的主氣，加上夏季炎熱，出汗增多，消化液分泌減少，消化功能下降，會出現食欲不振的現象。所以，食用藥粥重在健脾利濕，開胃消食。下面給大家列舉幾款健脾開胃的藥粥。

山藥大米粥：山藥100克，大米（按類型可分爲秈米、粳米和糯米）100克。將山藥洗淨，切片；大米淘淨，與山藥同放入鍋中，加清水適量共煮爲粥食。山藥既是一味補益性中藥，又是日常佳蔬，早在《本經》中已將其列爲「上品」藥材，

扁豆荷葉粥：白扁豆50克，冰糖30克，荷葉1張，大米50克。先取扁豆煮沸後，下大米煮至扁豆黏軟時，下荷葉、冰糖，煮20分鐘後即成。

苡米粥：苡米50克，白糖15克。將苡仁洗淨，加清水適量煮爲稀粥，白糖調味服食，每日1劑，連續30天。可清熱利濕，適用於濕困脾胃，口苦黏膩等。

另外，夏季烈日炎炎，暑熱悶濕，多數人常感不適，食欲減退。現介紹幾種祛暑清熱藥粥供參考。

梨粥：將3個梨子洗淨切碎，加水適量煎煮半小時後，撈去梨渣，加入大米適量，煮爛成粥，趁熱食用。

西瓜皮粥：將西瓜皮250克，削去硬皮及殘留瓜瓤，沖洗乾淨，切成細丁，用鹽稍

醃。取鍋放入清水、西瓜皮丁、洗淨的粳米100克，先用旺火煮沸後，再改用小火煮約15分鐘，以鹽調味後即可食用。

冬瓜粥：將冬瓜500克去皮除瓤，切成小塊，粳米100克洗淨。少許熟火腿切成碎米狀。取鍋上火，放入麻油燒熱，下蔥末熗鍋，加入冬瓜、火腿末、清水、粳米，旺火煮沸後，再改用小火煮至成粥，調味後即可食用。

冬病夏治，防患於未然

進入三伏天之後，各大醫院又迎來「冬病夏治」的高峰期。「冬病夏治」是傳統中醫的特色療法。它是利用夏季氣溫高，機體陽氣充沛的有利時機，調整機體平衡，即所謂的「春夏養陽」。人體虛弱的陽氣調養恢復之後，冬季抗病能力就會增強。

所謂「冬病」，是指某些易發於冬季或在冬季復發加重的疾病，「夏治」則是選擇在夏季氣溫最高、陽氣最旺時，趁病情有所緩解，通過適當治療手段，來預防冬季舊病復發或減輕症狀。

「冬病夏治」最主要的治療方法就是「穴位貼敷」和「溫針治療」，其中最爲常用的方法爲「穴位貼敷」，穴位貼敷是把中草藥製成丸、散、膏等不同劑型，直接敷貼在相應穴位或患處。在三伏天貼的效果最好，所以又稱為「三伏貼」。

「穴位貼敷」也有一定的注意事項，人們應該有所了解，「貼敷」當天忌冷飲，少出入空調房，同時禁食生冷刺激性食物，不能貪涼，不吃煎炸食物；貼敷時間，成人每次約2～4小時，兒童約1小時，以能耐得起水泡為度；貼藥後如果出現水泡，應保護好創面，防止感染。

「穴位貼敷」不用吃藥，不用打針，相比之下，三歲以下的兒童更容易介紹這種治療方法，其效果也是非常好的。需要特別提醒大家的是，「三伏貼」並不可代替日常的治療。三伏敷貼不是治療慢性病的特效藥，不能完全替代其他治療，原本在服藥的患者不要盲目減藥、停藥。

近年來，「冬病夏治」熱逐漸升溫，越來越多的人開始追捧這種治療方法，其實，「冬病夏治」也並非人人適合，沒有必要盲目跟風。

「冬病夏治」因個體體質不同，也不是對所有人都適用。敷貼之前應進行中醫體質辨識，通常陰虛體質、濕熱體質不建議敷貼，陽虛和虛寒體質的患者治療效果比較顯著。另外，對於有嚴重心臟病、皮膚病、糖尿病、瘢痕體質、過敏體質、發熱、孕婦都不宜進行敷貼。

還有些人認為「冬病夏治」包治百病，顯然這種說法是不準確的，盲目誇大的。通常來說，對於慢性支氣管炎、支氣管哮喘、慢性風濕病、肺氣腫、小兒哮喘、肺炎、體虛感冒、過敏性咳嗽、厭食症、慢性結腸炎、慢性腹瀉來說比較有效。腰腿痛、肩周炎、鼻炎、咽喉炎、頸椎病、腰肌勞損、凍瘡等疾病患者在敷貼的同時，宜配合日常治療的效果較好。

大暑大暑，防情緒中暑

按照中醫理論的說法，中醫認爲——「夏季屬火，易陰虛陽亢，陽亢火氣就大。」正常的火是生命動力的來源，當人體受到內火或外火侵襲時，就會使生理機能失調。現代醫學研究表明，高溫天氣會影響下丘腦的情緒調節中樞，給人們的心理和情緒帶來負面影響，從而出現心煩意亂、無精打采、思維紊亂、食欲不振、急躁焦慮等異常行爲，這些症狀都是因爲「情緒中暑」所引起的。

「情緒中暑」給人們的健康影響是非常大的，尤其是一些老年朋友，由於火氣較大，常會造成心肌缺血、心律失常、血壓升高，甚至是猝死。所以，夏季預防「情緒中暑」是不容忽視的問題。人們可以從以下幾個方面來努力——

- **找到煩惱源**

很多人隨口就會說「煩死了」，但究竟是什麼原因導致心情煩躁卻又說不清楚。必須找到「無名火」原因，才能更好地解決問題。

●靜心養生

俗話說，心靜自然涼。天氣越熱，人們越要心靜，不要生悶氣，遇到不順心的事情，要主動調節自己的情緒。比如游泳，在涼風習習的傍晚，去海邊河濱散步。在心煩意亂時聽聽輕音樂，或找朋友傾訴煩惱，以轉移負面情緒。

●注意養氣

日常生活中，要保持心平氣和，行住坐臥都要保持不疾不徐的動作，呼吸均勻有序，「氣」自然就會「和」。「氣」順了，轉化爲足夠的能量，身心舒展放鬆，「心」自然就平靜了。

●保證睡眠

情緒與睡眠密切相關。睡眠不足，情緒就會變得急躁。保證有充足的睡眠，做到勞逸結合，最好每天中午能夠擁有30～60分鐘的午睡時間，是提高自身抵抗力，預防情緒中暑的重要舉措。

●調整飲食

夏季要即使補充水分和維生素，這不僅可以彌補身體因出汗損失的微量元素，而且多喝水還可排出「痛苦荷爾蒙」。腎上腺素通常被稱爲「痛苦荷爾蒙」，它同毒物一樣也可以被排出體外。

另外，有研究還表明，情緒煩躁、焦躁不安時，應多吃含鈣、磷豐富的食物，如牛奶、花生、菠菜、栗子、葡萄、鮮橙、雞肉、馬鈴薯、大豆、蛋類。

常待空調房，小心空調病

夏季在有空調的房間裡工作、學習，是一件十分愜意的事情。然而，在使用空調的背後，卻暗藏著殺機，稍不注意，就會被空調病侵襲。

一般來說，易患空調病的主要是老人、兒童和婦女，由於空調房間與室外的溫差比較大，若人們經常進出空調房間，就會導致頭痛、流鼻涕、咳嗽等感冒症狀。

如果在空調房間溫度調得較低的地方待得時間過長，而穿的衣服又比較單薄，就有可能導致關節酸痛、頸僵背硬、頭暈腦脹等等。

對於女性朋友來講，在空調的寒冷刺激下，還可能會影響卵巢功能，使排卵發生障礙，出現月經失調或肚子疼得厲害，這是女性特有的空調病類型。

總之，空調病給人們健康的影響是多方面的，這種影響包括對呼吸道、關節、腸胃、大腦神經等。因此，人們不要一味地貪涼，在享受空調帶給我們清涼感受的同時，也要做好空調病的預防工作。

• 室內外溫差不要太大

有些人在使用空調時，喜歡把溫度調得過低，或者讓冷風直接對著吹，這樣做很容易生病。使用空調的房間溫度最好控制在24℃～26℃左右，這樣的溫度對人體來說比較舒適。另外，室內外溫差最好別超過攝氏五度。

• 在空調房間最長待四個小時

在使用空調的房間裡不要待得時間過長，三、四個小時還可以，如果時間過長，就可能對身體不利了。如必須在空調房裡工作一整天，每天晚上最好能洗個溫水澡；還可以自行按摩一番，當然，適當地運動一下，效果會更好。

• 空調房裡常開窗換氣

有些人在空調房裡一待就是一整天，空氣渾濁，很容易讓人生病。開啓空調的時間不宜過長，要經常開窗換氣，保持室內外空氣流通，使室外新鮮氣體進入，保持室內空氣的清潔。

• 出汗時別對著空調吹

從外面回來，大汗淋漓，趕緊躲進空調房裡，是很多人的第一選擇，其實，這樣做是非常不妥的，很容易感冒。有汗時如果要進入空調房最好先換掉濕衣，擦乾汗水。千萬不要貪圖一時痛快而站在空調風口，尤其要避免空調直吹頸部。

●晚上最好別開空調睡覺

晚上最好不要開空調入睡，即使開空調，也要在夜間氣溫低時及時調整空調溫度，並用毛巾被蓋好腹部容易著涼的部位。

●空調應勤清洗消毒

保持空調清潔衛生也是預防疾病的重要內容，要及時清洗空調上的篩檢程式，以防止病原微生物在過濾網上繁殖生長，給人體帶來危害。另外，使用空調的房間最好定期進行薰蒸，如用白醋加熱後促使其揮發，可以淨化空氣。

大暑習俗鑒賞

大暑節氣一般在西曆7月22日或者23日。暑是炎熱的意思，大暑是一年中最爲炎熱的節氣。在大暑這一天，民間有很多習俗，比如燒仙草、送「大暑船」、吃荔枝等等。

●燒仙草

大暑節氣吃仙草是廣東的習俗。仙草，又名涼粉草、仙人草，是一種唇形科草本植物，藥、食兩用植物資源。由於它具有神奇的消暑功效，所以被譽爲「仙草」。

莖葉在曬乾以後可做成燒仙草，在廣東一帶叫做涼粉，是一種消暑、解熱的甜品。本身也可入藥。有一句民諺叫做：六月大暑吃仙草，活如神仙不會老。

燒仙草是臺灣著名的小吃之一，有著冷、熱兩種吃法。燒仙草的外觀和口味都類似於粵港澳地區流行的另一種小吃——龜苓膏，也同樣具有清熱、解毒的功效。但是這款食品孕婦忌吃。

● 送「大暑船」

大暑送「大暑船」活動在浙江台州沿海已有幾百年的歷史。「大暑船」完全按照舊時的三桅帆船縮小比例後建造，長8米、寬2米、重約1.5噸，船內載著各種祭品。活動開始後，漁民輪流抬著「大暑船」在街道上行進，鞭炮齊鳴，鼓號喧天，街道兩旁站滿祈福的人們。

緊接著「大暑船」被運送到碼頭，進行祈福儀式。最終這艘「大暑船」被漁船拉出漁港，在大海上點燃，任其沉浮，以此祝福人們五穀豐登，生活安康。

● 大暑吃荔枝

福建莆田人在大暑節那天，有吃荔枝、羊肉和米槽的習俗，叫做「過大暑」。荔枝含有豐富的葡萄糖和多種維生素，營養價值高，吃鮮荔枝可以滋補身體。先將鮮荔枝浸於冷井水中，大暑節時取出品嘗。這時刻吃荔枝，最最滋補。於是，有人說大暑吃荔枝，其營養價值和吃人參一樣高。

●吃童子雞

民間有一傳統的進補方法，就是在大暑時節吃童子雞。童子雞，是指還不會打鳴，生長剛成熟還沒有配育過的小公雞；或者是飼育期在三個月內體重達到一斤至一斤半、沒有配育過的小公雞，後來也有專門的品種稱爲是童子雞。

童子雞的體內含有一定的生長激素，對處於生長發育期的孩子，以及激素水準下降的中老年人來說，都有很好的補益作用。

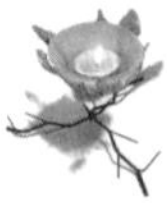

立秋

立秋養生，重點養肺

每年的8月7、8或9日爲立秋，立秋一到，預示著秋天的到來。俗話說：「一夏無病三分虛」，立秋過後，早晚溫差增大，人們常會感到倦怠、乏力，很容易引發傷風、咳嗽、支氣管炎等疾病。

在五行學說當中，秋屬金，應於肺；中醫理論認爲，「秋氣通於肺」、「肺乃氣之海」、「氣乃人之根」，秋季乾燥的氣候最容易傷害到肺，特別是日常忙碌的中年人，他們身心負擔重，再加上平日裡煙酒及眾多的應酬，對肺的傷害是可想而知的。

因此，秋季養生，養肺是重點。下面就分別從作息、飲食、運動、心情、保健幾個方面，來給大家做一些詳細的介紹。

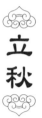

●作息養肺

在上一章我們講到，夏季作息適宜晚睡早起，而秋季與夏季則有所不同，在《黃帝內經》中指出：秋宜「早臥早起，與雞俱興」，意思是說秋天氣候開始逐漸轉涼，要早睡以順應陰精的收藏；又要早起以順應陽氣的舒長。

●飲食養肺

在《素問．臟氣法時論》有說道：「秋主肺……肺收斂，急食酸以收之，用酸補之，辛瀉之。」從這一句話中，大家可以看出酸味能夠收斂肺氣，而辛味則會發散瀉肺，秋天宜收不宜散，所以，在這個季節要少吃過於辛味之品，多吃一些酸味果蔬。

其次，秋季氣候乾燥，容易傷到津液，在飲食上應該以滋陰潤肺爲宜，如梨、藕、百合、白蘿蔔、銀耳等，對於預防咳嗽、哮喘都有積極的作用。

再有，形寒飲冷則傷肺，秋季天氣逐漸轉涼，人們在飲食時，應注意少吃寒冷食物，適當保暖、避風寒，以免造成肺部損傷。

●運動養肺

古語說：「秋須守其內」，秋季運動宜柔和，不可以進行激烈運動以致全身大汗淋漓，否則，汗液流失太多會傷津液。我國中醫認爲，汗爲人體津液所化，一旦過度出汗就會耗陰傷肺，不利於秋日的保健。在此，**「特別推薦秋季補肺三勢」**——

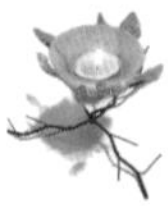

第一勢：以雙手抱住頭頸，宛轉迴旋俯仰10次。這樣可以疏通頸部以及胸背部的經脈，促進血液循環，增進肺的生理機能。

第二勢：將十指相叉放於頭上，左右伸曳10遍。可去關節間風濕寒邪，治療肺臟上的很好疾病。

第三勢：雙手拍腳脛（小腿前外側）10遍。可以起到開胸膈，利肺氣，治療肺臟疾病的作用。

●歡笑養肺

笑口常開不僅是治療百病的一劑「良藥」，也是促進體內器官年輕的一粒「靈丹」，對養肺尤為有益。當人體在歡笑時，身體內臟會隨之出現一些變化，胸肌伸展，胸廓擴張，肺活量增加，促進肺內氣體的交換，有利於排出肺內的濁氣，從而消除疲勞，解除抑鬱，祛除煩惱，有助於增加肺的活力，還可以更好地恢復體力與精神。

●按鼻養肺

我國中醫認為肺開竅於鼻。不少人的鼻黏膜對外界的冷空氣表現的異常敏感，秋天一到冷風一吹，就患上傷風感冒；還有的人對秋季花粉過敏，出現鼻咽發癢，噴嚏不斷，甚至還會誘發氣管和肺部感染。

有這些症狀的患者都應該從初秋開始堅持用冷水洗臉，並按摩鼻部。如果是過敏性鼻炎的患者，應該到醫院及時診治，以便於阻斷過敏反應的持續發展。

少辛多酸，慎添秋膘

立秋預示著炎熱的夏天即將過去，秋天即將來臨，氣溫逐漸轉涼，人體消耗也逐漸減少，食欲開始增加。因此，立秋時節是人體最適合進補的時候，而民間也素有「貼秋膘」的習俗。立秋進補應根據這一節氣的特點科學地攝取營養和調整飲食，來補充夏季人體能量的消耗，進補的原則即爲——「少辛多酸」。

據《素問・臟氣法時論》：「肺主秋，肺收斂，急食酸以收之，用酸補之，辛泄之。」這句話告訴我們一個養生提示：酸味能收斂肺氣，而辛味則會發散泄肺，而秋季則是養收的季節。

所以，人們在飲食上要儘量少吃蔥、薑、蒜、辣椒等辛味之品及辛辣、油炸、酒和乾燥的膨化食品，適當多食酸味果蔬以養肺，如草莓、烏梅、葡萄、番茄、檸檬、山楂、鳳梨、芒果、獼猴桃等酸味水果，能止瀉祛濕，健胃消食，增進食欲。

「立了秋，添秋膘」，這是北方的一句俗語。熬過了苦夏，一度食欲減退的人們終於可以進補了。於是，有些人生猛海鮮、甘食厚味，毫無顧忌地往嘴裡塡，過不了多久，不是導致腸胃不適，就是發現體重嚴重超標。

立秋適當進補是應該的，但並不是無選擇的進補。立秋之後，人的脾胃功能恢復是需要一個過程的，由於夏天人們常進食冷飲，脾胃功能有所下降，如果一入秋就大量進補肉食，導致腸胃負擔過重，容易導致消化功能紊亂，出現厭食、腹瀉等症狀。

相比夏季而言，人們食欲會明顯好轉，但也不可暴飲暴食，肆無忌憚地攝食。不妨先補充一些有營養、易消化的魚、蛋等，給腸胃一個調整適應期。

關於立秋進補，不少人認爲進補一定要靠肉食，其實，秋季不少剛上市的新鮮素食對於秋季進補作用也非常明顯，比如板栗。秋季是板栗營養價值最高的時候，果實中含糖、澱粉、蛋白質、脂肪和多種維生素，有養胃健脾的功效，人們不妨吃些栗子粥、炒板栗，都是秋補的好食品。

此外，紅薯和蘿蔔也是秋季食補的最好食物，紅薯質地細軟，容易消化，特別適合脾胃虛弱、患腸道疾病的病人食用，是秋季調養脾胃的食物。而蘿蔔含有大量葡萄糖、果糖、蔗糖、多種維生素和礦物質，尤其是維生素C的含量十分充足，含鈣量較高，不含草酸，可以治療食積、胸悶和消化不良等症狀。

當下隨著人們對養生保健越來越重視，立秋後吃藥膳的人越來越多，各大飯店也打出滋補藥膳來吸引大家的眼球。其實，不同藥膳針對特定人群的不同體質，及不同季節進補不同的藥膳，並不是所有人都適用。

進補不當，不僅不會強身健體，反而危害健康。另外，食用帶有中藥材的菜餚時也應小心，認清自身需求，不可盲目食用，最好也不要盲目長期服用添加中藥材的菜餚。

趕跑「秋燥」，滋潤過秋天

送走了烈日炎炎的夏天，迎來了秋高氣爽的秋天，秋季本應是令人神清氣爽的季節，然而有些人卻被秋燥煩惱，出現眼睛紅腫澀痛，或牙齦腫痛、口腔潰瘍疼痛、喉嚨腫痛及舌尖糜爛疼痛等「上火」症狀。

秋初正是天高氣爽、果實累累的收穫季節。同時，秋初還帶來了時令主氣——燥。因秋季乾旱少雨，所以氣候變得非常乾燥。在乾燥的氣候環境中，人體會由此產生諸多津虧液少的「乾燥症」。比如，肺燥、咽燥、膚燥、腸燥等。

在這個時期，人的抗病能力有所下降，由此秋燥之邪就很容易乘虛侵入，引起許多疾病，所以，不能不引起我們的重視。秋天發病特點在於「秋燥傷肺」，意思是說，秋季容易出現肺部疾病，以及呼吸道疾病。

根據秋季的發病特點，人們需要增強防病的意識，適應秋季氣候變化，努力避免秋燥傷人，防止外邪侵入。預防秋燥，不妨從以下方面入手，滋潤地過秋天。

●朝鹽水晚蜂蜜

按照中醫理論「春夏養陽，秋冬養陰」之說，秋季陰盛於外而虛於內，若不能養陰易生熱病，就是我們老百姓常說的「上火」。

防秋燥不妨採用「朝鹽水，晚蜂蜜」的養生防病法：早上空腹喝一杯涼鹽水，晚上睡前喝一杯溫蜂蜜水。清水在體內流失較快，儘管我們不停地喝水，還時常覺得口燥脣乾就是這個道理。如果捏一小撮食鹽放入水裡再飲用，可以減慢水分流失的速度。

另外，蜂蜜有清熱、補中、解毒、潤燥等功用，經常食用對肺病、痔瘡、高血壓、神經衰弱等都有一定的預防和療效。

●慎起居

預防秋燥給人體帶來的傷害，在日常起居中也應該多加注意，如注意調節空氣濕度。早秋的氣溫雖然較高，但溫差也較大，晝熱夜涼，要注意增減衣被，不因貪涼而露臥，儘量少使用空調、風扇。

●勤鍛鍊

秋天天氣涼爽了，正是健身的大好時節，有時間多到戶外走走，參加體育鍛鍊，呼吸新鮮空氣，對於提高肺臟的生理功能，防治秋燥入侵，有積極的作用。

如果早秋時節，天氣還比較炎熱，可以選在早晨或者是傍晚進行鍛鍊，比如打打太極拳、練練氣功、乾梳頭、叩齒等方法，都是秋季保健的最好措施，大家可以通過鍛鍊來調動體內的積極因素，從而起到禦邪抗病的作用。

●調節飲食

防秋燥，飲食應側重於滋陰養肺，適量飲用開水、淡茶、豆漿等飲料，並適當選擇一些具有潤肺清燥、養陰生津作用的食物，如：秋梨、柿子、柚子、葡萄、百合、銀耳等。要少食辛辣、油炸食品，因爲這類食品容易生燥化熱，多食對身體健康無益。

另外，對於人體各部出現的「乾燥症」，宜酌情予以調治。如鼻燥，可點些薄荷滴鼻油，具有清涼宣燥之功；咽燥飲用玄麥甘桔沖劑，可獲良效；柿霜能清熱寧嗽，用於燥咳頗爲適宜；膚燥當以珍珠霜潤而護之；腸燥可擇有滑腸作用的蜂蜜、芝麻服食。

秋季穿衣，小心衣領病

秋天來了，早晚天氣有點涼了，人們紛紛脫下了單薄的夏衣，換上各式各樣的秋裝，高領衣是常見的秋季禦寒服裝。可是你聽說過「衣領綜合症」嗎？俗稱「衣領病」，醫學上稱爲「頸動脈竇綜合症」，它是一種因穿高領衣導致的疾病。

也許你在日常生活中曾經碰到過這種情況：有些人穿上彈力緊身高領套衫後沒多久，就感到頭暈眼花、胸悶欲嘔，甚至是暈倒，醫生趕到後，將緊身高領套衫換下之後，病人又會蘇醒過來。這就是我們所說的「衣領綜合症」。

「衣領綜合症」這種症狀常見的原因是因高領或領帶過緊，壓迫了頸動脈竇導致的。人體頸總動脈和頸內動脈的交界處有一膨大部分叫做頸動脈竇，也就是我們所講的喉結。喉結內有著特殊的感覺神經末梢，爲壓力感受器，它能夠明顯感覺外界的壓力。

如果人們穿的衣服衣領過高，過硬、過緊，或領帶、衣扣過緊，或項鏈的壓迫，都能使頸動脈竇突然受壓，從而引起血壓快速下降和心率減速，致使腦部供血迅速減少，以至出現頭暈或暈厥等現象。

「衣領綜合症」發生時，往往是突然的，甚至有些恐怖，不過，只要掌握急救的方法，患者會很快清醒過來。如果發現「衣領病」者千萬不要慌張，應迅速使患者處於仰臥狀態，並解開衣領，抬高患者的雙腿，讓更多的血液回流到心臟，這樣做患者一般都能很快地恢復意識，並逐漸清醒過來。

避免此種情況的發生，最好的辦法就是不要穿緊身高領衣服或者將領帶、領結打得過緊，當穿較爲寬鬆舒適的高領服裝，特別是一些患有糖尿病、甲亢、高血壓、椎動脈型頸椎病、梅尼爾氏綜合症等病症的患者，更應注意避免穿太緊的高領服裝。

在這裡，需要提醒年輕朋友們，初秋時節，年輕人不必急於把自己捂得嚴嚴實實，穿衣不宜過多。秋季最大的養生特點是——「陰精內蓄電池、陽氣內收」，穿過多的衣服會造成身熱汗出，汗液過多，陰津傷耗，陽氣包泄，不利於養生。秋季的氣溫開始逐漸下降，增添衣服不要過多、過快，以免降低了人體原有的抗禦寒冷的能力。

立秋習俗鑒賞

每年8月7日或8日爲立秋。立秋預示著炎熱的夏天即將過去，秋天即將來臨，氣候逐漸變涼爽。古人把立秋當作夏秋之交的重要時刻，一直很重視這個節氣，因此民間有許多迎接立秋的習俗流傳至今。

●迎立秋

「立秋」是我國重要的節日，早在三千年前，古人就有「立秋之日迎秋於西郊」的儀式，且習俗眾多。周朝時，天子要親率三公九卿諸侯大夫，到京城西郊去迎秋，舉行祭祀儀式。

東漢時，洛陽城裡的百官，在立秋這天要穿上黑領緣的內衣和白色外衣，到城外西郊迎秋，禮畢後，還要換上紅色的衣服，而後斬牲於東城門，以薦陵廟。將士也開始操

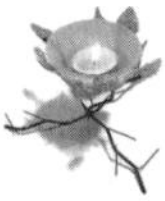

練兵法，比賽騎射，以捍衛國家安全。

另外，不論是朝廷，還是民間百姓，在立秋收成後，都會挑選一個黃道吉日祭拜，一方面感謝上蒼與祖先的庇佑，另一方面嘗試新收成的米穀，以慶祝豐收。

到了宋代，按照皇家習俗，「立秋」這天要把放在外面的盆栽梧桐移到宮內，等到「立秋」時辰一到，太史官會高奏：「秋來了。」奏畢，梧桐應聲落下一兩片葉子，以寓報秋之意。

●嘗秋鮮兒

老北京時城鄉的老百姓有「嘗秋鮮兒」的習俗。舊京時秋後新糧一上市，四合院、大雜院裡的主婦們，就都忙著去集市買新糧，用新麥麵粉包餃子或吃炸醬麵，用黃橙橙的新玉米粒熬粥，用新高粱米煮撈後蒸鍋紅米飯，吃起來格外香的甜美味。

老北京人秋後還愛吃螃蟹，除街市大飯莊可品嘗外，也有從北京東邊海河運來螃蟹等，由商販挑擔在胡同裡叫賣。俗話說「七尖八團」，那七月上市的是尖臍（公的），八月上市的是團臍（母的），七八月見到的多是河蟹，北京人有在中秋賞月時吃螃蟹的風俗，此時蟹肥膏紅，味最美。螃蟹富含蛋白質等，民間有用秋蟹醫病的說法，據說吃蟹可活血化淤、消腫止痛、強筋健骨，因此大受老饕們的歡迎。

•服食紅豆

浙江義烏的立秋習俗大致上是與國內其他地方的習俗一樣，但也有著自己的特點。早在周代，逢立秋之日，天子親率三公九卿諸侯大夫到西郊迎秋，舉行祭祀、蓐收等儀式。義烏民間則有在立秋時占卜天氣涼熱的風俗，每逢立秋日人們還有敬老的習俗。

從唐宋時起，義烏還有在此日用秋水服食紅豆的風俗。取七粒至十四粒紅豆，以井水吞服，服時要面朝西，這樣據說可以一秋不犯痢疾。泗水民間，有在立秋日食西瓜的習俗，據說立秋日吃了西瓜不得瘧疾、腹瀉之症；立秋這天還忌洗澡，據說這天洗澡會生秋痱子。

處暑

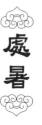

處暑時節，鴨子走俏

處暑節氣在每年八月二十三日左右。據《月令七十二候集解》說：「處，去也，暑氣至此而止矣！」意思是說，炎熱的夏天即將過去了，在我國許多地方，處暑意味著涼秋的開始，溫差逐漸增大，晝暖夜涼。

但是有些地方也會出現「秋老虎」的短暫高溫天氣，所以此時節的飲食，要遵守潤肺健脾的原則，常吃些清熱、生津、養陰的食物，同時又要兼顧秋補。哪一種食物能兼顧這兩個方面呢？處暑時節吃鴨子是最佳的選擇。

從中醫角度來講，鴨子味甘性涼，營養價值高，適合在乾燥的秋季作爲進補之物，它不僅能夠及時的補充人體過度消耗掉的營養，還可以袪除暑熱給人體帶來的不適。鴨肉中，可以食用部分的蛋白質含量約16%～25%，比其他的畜肉含量高得多。

民間就有處暑吃鴨子的傳統，做法也五花八門，有白切鴨、烤鴨、荷葉鴨、檸檬鴨、子薑鴨、核桃鴨等。相比之下，喝鴨湯進補在秋季最適合。

適合喝鴨湯進補的主要有三類人群：容易患咳嗽、感冒等呼吸道疾病的老人、孩子，及平時比較勞累的中青年人；陰虛火旺型的人群，如高血壓、糖尿病、肺結核、形體消瘦等病人；秋季女性皮膚常感到非常乾燥，也可以通過喝鴨湯來進補。

人們在烹調鴨湯時，要放少量的鹽，這樣能有效地溶出含氮浸出物，從而獲得更鮮美的肉湯。另外，結合自己的體質狀況，在鴨湯裡加些中藥或食物，不僅味道更鮮美，而且營養更豐富。

對於易患咳嗽、感冒等呼吸道疾病等體質較弱的人來說，可以在製作鴨湯時，加入山藥、蓮子、黃芪（一般爲30～60克）。對於女性來說，由於秋季皮膚乾燥，可以在製作鴨湯時，加入百合，以起到養顏護膚的作用。

對於高血壓患者來說，可以在製作鴨湯時，加入黑豆或者紅豆、枸杞；

對於糖尿病患者來說，可以在製作鴨湯時，加入南瓜；

對於肺結核病人來說，可以在製作鴨湯時，加入食用百合。

不過，需要提醒大家的是，鴨肉雖好，但對於身體虛寒，因受涼而引起的不思飲食、胃部冷痛、腹瀉、腰痛，以及寒性痛經、肥胖、動脈硬化、慢性腸炎的朋友，應該儘量少吃；同時，感冒患者不宜食用。

秋老虎，毒如虎

《月令七十二候集解》說：「處，去也，暑氣至此而止矣！」「處」含有躲藏、終止意思。處暑意思是炎熱的暑天就要結束，因為這時三伏已過，或接近尾聲。

各地都有「暑去寒來」的諺語，處暑是溫度下降的轉捩點。但在處暑過後，晴天的下午，有時炎熱也不亞於酷暑，所以有「處暑處暑，曬死老鼠」的諺語。人們把這種天氣叫做秋老虎，在江淮地區有「秋老虎，毒如虎」的說法。

這說明即使是到了處暑時節，但暑氣仍然是揮之不去，此時一些慢性病，比如心臟病、支氣管炎、哮喘、鼻竇炎等也開始進入多發期。特別是兒童、老年人、孕婦，以及慢性病病人這四類人群，容易受到疾病的「偷襲」，要特別注意防暑降溫。因此，人們對於「秋老虎」切不可掉以輕心。

此時，人們不要認為已經到了秋天，就把清熱解暑類的食品一下子從餐桌上撤除。此類飲食能防暑斂汗補液，增進食欲。因此喝些綠豆湯，吃些蓮子粥、薄荷粥是很有益處的。

與此同時，也不能過於追求清熱解暑而忽視了飲食營養。不妨吃些鴨肉、泥鰍、魚、豬瘦肉、海產品、豆製品等，既有清暑熱又有補益作用。此外，多吃一些新鮮果蔬，既可滿足人體所需要的營養，又可補充人體裡丟失的鉀。

然而，雖然白天的正午時段仍然暑氣逼人，但早晚溫差還是比較大的，所以，人們在防暑的同時，還要注意保暖。有些人爲了防暑降溫，常常吃大量冰品，因爲溫度過低，進入腸胃後容易造成不當收縮，稀釋胃液影響消化吸收。

所以，每年「秋老虎」肆虐的時候，都是胃腸道疾病的高發時期，由於這一時期的氣候一般比較潮濕悶熱，容易滋生細菌，食品極易變質，很多吃了生冷食品或不潔食物的人胃腸不適，加上不少腸道疾病都來得很快，導致消化內科患者日益增多。

處暑後，調作息

炎熱的夏季，讓人們心神不寧，睡眠品質也大大下降，到了處暑時節，人們終於可以彌補盛夏睡眠不足，好好地睡上一覺了。

中醫理論認爲，睡眠、清醒是一種自然的功能狀態，體現了人體陰陽的和諧統一。

晝夜陰陽的消長，決定了人體需要保持睡眠和清醒的自然狀態，否則就無法適應晝夜交替變化。人體清醒的時候，爲陽氣所主宰，睡眠之後，就被陰氣所主宰了。

而處暑節氣正處在由熱轉涼的交替時期，自然界的陽氣由疏泄趨向收斂，人體內陰陽之氣盛衰也隨之轉換，陰氣逐漸增強，爲適應自然界這一變化，此時人的起居應做相應的調整，尤其是睡眠要充足，因此要延長睡眠時間。

古代養生學家非常重視睡子午覺，他們認爲子午是陰陽交替之時，極盛及衰，體內氣血陰陽失衡，必欲靜臥，以侯氣復。現代研究也發現，夜間0～4點，各器官的功能都降到最低；中午12～13點，是人體交感神經最疲勞的時間。因此，睡好子午覺對於防病保健有積極的意義。

進入處暑，首先調整的就是睡眠時間，處暑後天氣變涼，就該改變夏季晚睡的習慣，儘量爭取晚上10時前入睡，睡眠時間比夏季相對要延長一個小時。

適當睡午覺有利於化解困頓情緒，特別是老年人更要午休。因爲老年人氣血陰陽俱虧，會出現晝不精、夜不瞑的少寐現象。有統計表明，老年人睡子午覺可降低心、腦血管病的發病率。

雖然處暑之後，白天依然很熱，但一到了晚上，就會涼風習習，不少人還照夏天一樣，喜歡開窗睡眠，這樣就很容易受風邪侵襲。人處在睡眠中，人體各器官活動減弱，免疫力下降，受風邪侵襲後，很容易生病。

如冷風吹在熟睡者的頭面部，第二天容易引起偏頭痛，甚至口歪眼斜、流口水，這主要是病毒侵犯了人體，導致面部神經麻痹；「賊風」吹在腹部，會引起腹瀉。

爲了預防冷風侵襲，人們在晚間睡覺的時候，不要讓冷風直接吹到身上，早晚注意加衣、蓋被。處暑加衣時應循序漸進，早晚有別，使人與自然達到和諧統一的境界。

處暑過後，注意預病

處暑時節，天氣逐漸由熱轉涼，但是此時還是中午熱、早晚涼、晝夜溫差大，再加上經過炎熱的夏季之後，人體內耗較大，導致免疫力下降。在這兩種因素的影響下，病毒容易乘虛而入，使人生病。

・感冒

處暑時節，氣溫不穩定，早晚溫差大，此時要注意增減衣服，小心著涼。另外，這個時節天氣乾燥，雨水少，空氣濕度小，容易咳嗽、咽乾不適、鼻燥口乾，要時常補水。居室內要經常開窗通風，加強體育鍛鍊，生活應有規律，睡眠充足，一旦出現類似流行性感冒的症狀，應及時加以治療。

●氣管炎

處暑時節氣候變化複雜，呼吸道黏膜在受到乍暖乍寒的刺激以後，就會導致黏膜上皮纖毛運動出現紊亂，功能失調，以至於人體的防禦能力下降，慢性氣管炎就是這個季節的高發疾病。

另外，秋季草枯葉落，空氣中的過敏物較多，這也是誘發氣管炎的病因之一，故應避免與過敏因素接觸，要改善居室環境，使空氣流通新鮮，沒有煙塵污染。

●胃病

處暑之後，冷空氣常常來襲，人體受到冷空氣的刺激，胃酸分泌增加，胃腸發生痙攣性收縮，這是自身的抵抗力和對氣候的適應性下降所致。

此外，隨著氣候轉涼，人們食欲隨之旺盛，使胃腸功能負擔加重，導致胃病復發。預防胃病的發生，一方面要注意保暖，加強體育鍛鍊，以改善胃腸道血液循環，增強胃腸適應力。

●心血管疾病

天氣轉涼後，皮膚和皮下組織血管開始出現收縮，在這種情況下，心臟血管負擔就會加大，使血壓增高。寒冷還會引起冠狀動脈痙攣，直接影響心臟本身血液的供應，從而誘發心絞痛或心肌梗塞。

在秋天，心血管患者應該堅持服用治療冠心病或是高血壓的藥物，並且定期到醫院檢查心電圖和血壓，及時調整治療方案，以免加重病情。

●秋雨病

秋天下雨時，氣壓低，濕度大，對血壓、血沉、尿量等產生影響，使有些人出現沮喪、抑鬱情緒。濕度大還有利於細菌生長繁殖，會增加患傷寒、痢疾、各種消化系統及皮膚病的機會。克服秋雨天氣對人的影響，一方面要加強人體對環境的適應能力，二是根據天氣變化採取適當的預防措施。

處暑習俗鑒賞

「處」含有躲藏、終止的意思，「處暑」就表示著炎熱的暑天已經結束了。《月令七十二候集解》中有說：「處，去也，暑氣至此而止矣！」處暑既不同於小暑、大暑、也不同於小寒、大寒節氣，它是代表氣溫由炎熱向寒冷過渡的節氣。

●祭祖、迎秋

處暑節氣前後的民俗大多都與祭祖及迎秋有關。處暑前後民間會有慶贊中元的民俗活動，俗稱「作七月半」，或者是「中元節」。

舊時，民間從七月初一開始，就有開鬼門的儀式，一直要到月底關鬼門才結束，在這期間都會舉行普渡佈施活動。據說普渡活動由開鬼門開始，然後豎燈篙，放河燈招致孤魂；而主體則在搭建普渡壇，架設孤棚，穿插搶孤等行事，最後以關鬼門結束。

●放河燈

河燈也叫「荷花燈」，一般是在底座上放上一座燈盞或者是蠟燭，中元夜放在江河湖海之中，任它自由的漂泛。放河燈是爲了普渡水中的落水鬼，和其他的孤魂野鬼。

蕭紅《呼蘭河傳》中的一段文字，是這種習俗的最好注腳：「七月十五是個鬼節；死了的冤魂怨鬼，不得托生，纏綿在地獄裡非常苦，想托生，又找不著路。這一天若是有個死鬼托著一盞河燈，就得托生。」

●開漁節

對於沿海的漁民來說，處暑以後是漁業收穫的一個大好時節，每年處暑節氣，在浙江省沿海一帶都要舉行一年一度的隆重的開漁節，決定在東海休漁結束的那一天，舉行盛大的開漁儀式，歡送漁民開船出海。

白露

秋季天乾燥，護膚很重要

白露爲每年西曆9月7日前後，此時陰氣漸重，露凝爲白，故名白露也。白露是個典型的秋天節氣，空氣非常乾燥，早晚溫差大，天氣漸涼，這樣的氣候特點容易引起皮膚毛孔收縮，皮膚表面的皮脂腺與汗腺分泌減少，使皮膚表面變得粗糙。

皮膚衰老是女性朋友們最擔心的事情，是什麼原因造成了皮膚衰老呢？最大原因就是水分的流失造成的，再加上秋季皮膚新陳代謝減緩，所以秋風一起，許多人臉上就出現細細的皺紋、色斑、粉刺，先前就有的花斑、黃褐斑也會隨之加深，皮膚變得更加乾燥，皮膚緊繃，甚至會脫皮掉屑。

有些人屬於油性皮膚，在夏季常常是滿面油光，但是到了秋季，皮膚同樣會變得乾

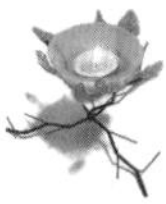

燥、脫皮。不同膚質的人護膚的方法亦應有所不同，對於油性皮膚而言，不妨使用去油緊膚水，既可以收縮毛孔，又可以爲皮膚補水分，同時對於油脂分泌過盛、毛孔粗大，易造成堵塞的油性皮膚來說，具有抑制油脂分泌、消炎等作用。

中性皮膚的人在護膚方面應與油性皮膚的人有所不同，洗完臉以後，先用保濕液爽膚，然後配上含有橄欖油成分的滋養緊膚乳，這樣做可以在皮膚表面形成一層透氧性保護膜，不但能潤膚，還能起到抗污染的作用。

進入秋季以後，乾性皮膚就更需要小心呵護。乾性皮膚適合用保濕液來補充水分，因爲乾性皮膚酸鹼度很容易被破壞，而保濕液正好可以修護皮膚酸鹼度。同時，配上適合的緊膚霜，給皮膚補充一定量的營養。

秋季護膚，除了要針對不同膚質採取不同的護膚方法外，還要注意均衡營養、注重潔膚以及合理飲水三方面——

●均衡營養

營養不良會使皮膚變得乾、粗、皺、硬。如果再過多地食用一些動物脂肪，皮膚就會變得油亮，甚至是脫皮，容易發生痤瘡等皮膚病。

在平日裡應注意飲食多樣性和營養合理性，多吃一些能轉化皮膚角質層、使皮膚變得光滑的維生素A，比如動物肝、腎、心等。要多吃新鮮蔬果，而少吃含有飽和脂肪酸較高的動物性食物。

此外，秋季天氣乾燥，嘴唇易出現破裂，除了平時多用溫水洗唇並塗上唇膏外，多吃富含維生素B2的食物，比如：牛奶、雞蛋、蘋果、香蕉等等，對於緩解嘴唇破裂有一定的幫助。

●注重潔膚

入秋以後，空氣中的污染物容易造成毛孔阻塞，此時，人體皮膚的角質層也開始大量脫落，如果不及時清潔皮膚，會造成嚴重乾燥、粗糙。所以，不管有沒有化妝，每天早晚都必須要用洗面乳仔細清除臉上的污垢，並且在選擇洗面乳的時候，要選擇那種殺菌力強、清潔效果好的洗面乳。

另外，要特別注重睡前護膚，因爲晚上面部細胞的分裂次數，要比白天高出10倍以上，新生的細胞需要備加呵護。

●合理飲水

水是生命之源，對肌膚而言，它也是保持肌膚活力的重要物質，人們每天都要飲用足夠多的水，使水滲透到組織細胞當中，維護人體酸鹼平衡，以保證肌體新陳代謝正常運行，還可以有效地將體內的廢棄物及時排出體外，保持皮膚的清潔與活力。

其中，白開水是一種最好的「天然飲料」，應該作爲首選；綠茶具有清熱瀉火的作用，經常飲用能夠起到預防某些皮膚疾病，比如青春痘、粉刺等的發生。一般情況下，一個人每天喝上6～8杯水，就能夠滿足皮膚與體內全部的需要。

白露節飲茶，也有宜與忌

唐代《本草綱目》中記載：「茶苦而寒，最能降火，火爲百病，火降，則上清矣！」「久食令人瘦」，茶湯中含有芬芳族化合物，它們能夠消融油脂，幫助消化肉類和油類等食品。在乾燥的秋日饜飫油膩食品後，不妨喝些茶品來消脂減肥。

我國自古以來就把茶視爲保健的良品，飲茶有助於養生強身，益壽延年，不過，飲茶不要講究科學的飲法，秋季飲茶與夏季飲茶的方法是有所不同的，應加以區別。下面我們就先來說說適合秋季飲用的茶品有哪些？

•烏龍茶

秋天天氣乾燥，常令人口乾舌燥，嘴唇乾裂，這是秋燥在作怪，此時不妨飲用清茶，烏龍茶，又稱青茶，屬半發酵茶，介於綠、紅茶之間。沖泡後，既有綠茶的清香和天然花香，又有紅茶醇厚的滋味，不寒不熱，溫熱適中。

●玫瑰普洱茶

「玫瑰普洱茶」顧名思義，是選用玫瑰花和普洱茶製成的。將普洱茶放在杯子中，沖入沸水。第一杯泡茶倒掉，然後加入玫瑰花，沖入沸水泡出玫瑰花香再飲用。此茶芳香怡人，沁人心脾，對秋季肝火旺盛、易發怒的人有一定的療效。

●銀菊白芍飲

銀菊白芍飲是選用金銀花、菊花、白芍製成，可適當加些白糖。先把原料洗淨放入杯中，沖入開水泡開，加蓋燜泡10分鐘，濾出殘渣，加入適量白糖調勻就可以飲用。秋季飲此茶，有清熱解毒、潤肺止咳、清肝生津的作用。

●茉莉花茶

先將茉莉花茶茶葉用開水泡開，倒去茶水，再用開水泡第2次，待泡出茶香味去掉茶葉，取第2次沖泡的茶汁，然後加入適量調料，即可飲用。在秋季若常飲茉莉花茶，有清肝明目、生津止渴、潤肺祛痰、抗衰老的功效。

●決明子茶

決明子茶是由決明子製成，屬於藥茶，可先將決明子炒至微黃，然後取15克決明子用熱開水沖泡即可，可依個人喜好放入適量糖，當茶飲用。決明子具有清肝火、祛風濕、益腎明目、降壓等功效。

● 高麗參茶

高麗參茶也屬於藥茶，是由高麗紅參、蜂蜜等製成。將人參切片曬乾，放入沸水中沖泡，加入蜂蜜，有益肺陰、清虛火、生津止渴之作用。

在乾燥蕭瑟的秋季，若能根據機體需要，科學合理地飲用適合自己的秋季茶品，不僅能潤膚止咳，而且還有防病保健之功效，眞可謂是一舉兩得。

不過，飲茶好處雖然較多，但也應注意適度。過多的飲茶會加重心、腎負擔。過量的飲濃茶，還可能使人體過度興奮、心跳加強、尿頻、失眠等症狀。

所以，有著失眠和高血壓的人不宜喝濃茶，即使喝茶也應以清淡爲宜，不要貪多、貪濃，而且喝濃茶過多，還會使人體體內的維生素B1缺乏，影響肌體對鐵質的吸收；濃茶中的咖啡因，能使人心跳加快，導致血壓升高；同時，當大量濃茶進入到血管以後，能加重心臟負擔，讓人產生出胸悶、心悸等不適症狀，更加重心力衰竭的程度。

總之，飲淡茶可以養生，飲濃茶則有損人體的健康，所以飲茶應宜淡不宜濃。

秋季要養陰，適度防濫補

根據中醫「春夏養陽，秋冬養陰」的原則，進入秋季，又到了進補的季節，但進補不可亂補，尤應注意不要無病進補和虛實不分濫補。中醫的治療原則是虛者補之，不是虛症病人不宜用補藥。虛病有陰虛、陽虛、氣虛、血虛之分，對症進補才有益健康，否則將適得其反。

陰虛的人：通常表現爲身體瘦弱，經常腹瀉，這類人最突出的一些症狀爲口乾舌燥、手心發熱、虛汗盜汗。這類人群在秋季可以多吃藕片、阿膠棗、山藥、梨、葡萄、木耳等。

陽虛的人：多表現爲怕冷、面色蒼白，一吃涼東西就腹瀉，還常常感覺腰膝酸軟。這類的人可以多吃一些羊肉、桂圓、狗肉等發熱的食物。

氣虛的人：平日裡總是覺得乏力、氣短應該多吃一點人參、黃芪、小米粥和大棗。

血虛的人：給別人的第一印象就是面色蠟黃，而且自我感覺總是頭暈、記憶力減退、心慌，這類的人可以用阿膠煮粥食用。

人們應該根據自己的實際情況，有選擇地進補，更不要盲目地進食大量含有阿膠、鹿角膠的補品，否則會因「虛不受補」而加重食欲不振、消化不良等等的症狀。

此外，進補要適量，忌以藥代食，藥補不如食補。食補以滋陰潤燥爲主，具體包括如豬肺、烏骨雞、銀耳、蜂蜜、芝麻、豆漿、藕、核桃、花生、菠菜、梨等，這些食物與其他有益食物或中藥相互配伍，效果更佳。

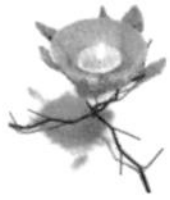

總之，秋季進補主要以補陰爲主，進補時還需要避免出現以下問題：

忌沒病狂補：有的人明明在平日裡四處活蹦亂跳，身體非常健康，可是到了秋天，見到別人在補，自己也非得要跟著補一下。特別是一些女性，本來自己的身體是一點也不虛，只是覺得常吃阿膠氣色好，能夠起到美容的作用，便經常到藥店買來煮粥喝，這就屬於是沒病狂補，吃多了反而會上火。

忌參杞亂補：有人認爲，價格越高的藥物就越能補益身體，而人參價格高，又是補藥中的聖藥，所以服用的人也就自然多了。其實濫服人參會導致人體過度興奮、煩躁激動、血壓升高，以及鼻孔流血等多種症狀，有時甚至還會誘發或加重多種疾病的症狀。

忌多多益善：有一句叫做「過猶不及」，也就是說萬事都不能做得太滿，「補」也是一樣，補藥服用過量對身體不但不利，反而還有害。

另外，還有很多補藥是藥食同源的，比如羊肉、牛肉、狗肉，在補的同時還可能導致發胖，即所謂的「貼秋膘」。實際上，貼得太多、太猛不是什麼好事，會給高血壓、冠心病、動脈硬化等「文明病」帶來可乘之機。

養陰補氣，預防哮喘

在《禮記‧月令》中是這樣記載白露這個節氣的景象——「盲風至，鴻雁來，玄鳥歸，群鳥養饈。」意思是說，這個節氣正是鴻雁南飛避寒，百鳥開始貯存乾果糧食以備過冬的時候。這說明白露節氣是天氣轉涼的象徵。

此時除了天氣轉涼外，還呈現出秋季獨有的氣候特點，濕度較小、浮塵較多，花草樹木開始了新一輪新陳代謝，過敏原增加，使具有過敏體質的人出現過敏症，就是人們常說的秋季過敏症。

秋季過敏症多由花粉、塵螨及黴菌引起，可導致過敏性眼結膜炎、過敏性皮炎、過敏性鼻炎以及過敏性哮喘。在這些過敏症中對人們生活影響最大的是過敏性哮喘，患上過敏性哮喘後，如果不加以重視，一部分患者可發展成爲季節性哮喘。

因此，在這個季節，人們應該做好哮喘的預防工作，通常在哮喘發作之前，事先會出現一些症狀，比如咳嗽、胸悶，或是連續打噴嚏等，如果不及時治療，就有可能很快出現氣急、多痰、呼吸困難等更爲嚴重的症狀。

病情嚴重時，常常影響患者的睡眠，患者被迫坐起，兩手前撐，兩肩聳起，表情異常痛苦，甚至出現嘴唇和指甲發紫，持續發病數小時甚至是幾天以後，才會逐漸恢復正常。那麼，我們應該做好哪些工作，才能預防哮喘的發生呢？

●避免誘發因素

哮喘的發作與致敏原有十分密切關係。在病情發作過後，應細心尋找和分析誘發因素，盡可能地加以避免。誘發因素主要有兩個方面——

一是身體和精神狀態，比如情緒不好、過度勞累、懷孕、月經前期等，甚至是看到曾經引起過哮喘的物質，就能相起精神上的刺激，反射性地發生哮喘。

另一個是過敏物質，比如：花粉、灰塵、油漆、藥物等，每一個病人都有不同的致敏原，有的是一、兩種，有的則多達幾十種。

●加強飲食調養

患有哮喘的人在飲食調節上需要愼重，忌酒、辛辣食物，因爲酒和辛辣食物的刺激可加強支氣管反應，加重咳嗽、氣喘、心悸等症狀，從而誘發哮喘。

多吃富含高蛋白的食物，比如精肉、肝、蛋、家禽、大豆及豆製品等，用食物來增加熱量，提高肌體的抗病能力。

多吃富含維生素及鈣質的食物，含維生素A的食物具有潤肺、保護氣管的作用，如蛋黃、胡蘿蔔、韭菜、南瓜、杏等；含維生素C的食物有消炎、抗癌、防感冒的功效，如：大棗、柚子、番茄、青椒等；含鈣的食物能增強氣管抗過敏能力，如：豬骨、豆腐、芝麻等。

●調整呼吸

做呼吸操可以加強人體支氣管的功能，保持呼吸道的通暢，增強自身的抗病能力，防止感染。方法是：

（1）採用平臥或者是自然站立的姿勢，將兩手放在上腹部，然後有意識地做腹式深呼吸；

（2）吸氣的時候，腹部要微微隆起，呼氣時腹部要稍稍下陷；

（3）呼氣時間比吸氣時間長1～2倍，吸氣用鼻，呼氣用口；

（4）呼氣時，嘴唇緊縮做出吹口哨的樣子，同時還可以用雙手輕輕按壓上腹部，這樣可以加強呼氣的力量，清除肺中殘留的廢氣。

白露習俗鑒賞

民間有諺語叫——「白露莫露身，早晚要叮嚀」、「露身不露，寒露腳不露」、「白露白茫茫，寒露添衣裳。白露身不露，著涼易瀉肚」等，都是我國勞動人民在長期生活中積累的經驗，是一條很好的養生之道。不僅如此，白露這一天，民間還保留許多相關的習俗。

●白露吃龍眼

福州有一個傳統的說法叫做「白露必吃龍眼」。民間的意思爲，在白露這一天吃龍眼會收到大補身體的奇效，在這一天吃一顆龍眼就相當於吃一隻雞那麼補，不過聽起來感覺太誇張了，世上哪有那麼神奇的事，不過可能還是有一些道理的。

因爲，龍眼本身就有著益氣補脾、養血安神、潤膚美容等多種功效，並且還可以治療貧血、失眠、神經衰弱等很多種疾病，而且在白露之前的龍眼個個大顆，核小甜味口感好，所以在白露時節吃龍眼是再好不過的了，不管是不是眞正的大補，還是有吃了就是補。

●白露茶、白露米酒

老南京人都十分青睞「白露茶」，這個時節的茶樹在經過夏季的酷熱之後，正是它生長的極好時期。白露茶既不像春茶那樣鮮嫩，不經泡，也不會像夏茶那樣乾澀味苦，而是具有一種獨特甘醇清香味，飽受老茶客們的喜愛。

在蘇南籍和浙江籍的老南京人中還有自釀白露米酒的習俗。在以前，蘇浙一帶鄉下人家每年白露一到，都會在自己家中釀酒，用以接待客人，常常有人會把白露米酒帶到城市。白露酒用糯米、高粱等五穀釀成，酒中略帶甜味，所以稱爲是「白露米酒」。

●祭禹王

白露時節是太湖人祭禹王的日子。禹王是傳說中的治水英雄大禹，太湖畔的漁民稱他爲「水路菩薩」。每年正月初八、清明、七月初七和白露時節，都會舉行祭禹王的香會，其中又以清明、白露春秋兩祭的規模爲最大，歷時一週。

在祭禹王的同時，還祭土地神、蠶花姑娘、門神、宅神、姜太公等。活動期間，《打漁殺家》是必演的一台戲，它寄託了人們對美好生活的一種祈盼和嚮往。

秋分

秋季吃水果，先分清個性

秋分，農曆二十四節氣中的第十六個節氣，時間一般爲每年的9月22或23日。此時正值金秋時節，碩果累累，愛吃水果的朋友們可以大飽口福了。

水果對人體健康非常有益，尤其是秋季氣候乾燥，人們容易皮膚乾燥、咽喉腫痛，人體需要更多的水分來補給，而營養豐富的水果正好可以改善這些症狀。此外，水果富含各種維生素、礦物質，多吃水果不僅能增進健康，更有助於美容。

但是面對琳琅滿目的各色水果，該如何選擇適合自己的呢？怎樣吃水果才是健康的呢？秋天吃水果到底有哪些講究呢？我們在吃水果前，需要了解兩個問題，一個是水果的屬性，另一個則是水果的營養。

●水果的屬性

水果寒涼溫熱各有不同，一般而言水果可分爲寒涼、溫熱、甘平三類，寒涼類水果有梨、柿子、西瓜、柑橘、香蕉等。溫熱類水果有杏、龍眼、荔枝、葡萄、櫻桃、石榴、棗、桃、鳳梨等。甘平類水果有梅、山楂、蘋果等。

了解了水果的屬性，再根據自己的體質來選擇水果品種。體質虛弱、面色蒼白、體寒的人，應該選擇溫熱性的水果，容易上火的人，則應選擇一些寒涼性的水果。

●水果的營養成分

除了了解水果的屬性外，對水果的營養成分也應該有個大致的了解，下面就給大家介紹一下幾種秋季常見水果的營養成分。

蘋果：富含多種維生素和鉀，不但對心血管疾病患者有益，果汁還可止瀉，空腹吃可治療便秘，但因含糖和鉀較多，唯患有糖尿病、冠心病、腎炎者應少吃。

柿子：含鐵較多，貧血患者可多吃，但不宜空腹食用，因柿子所含鞣質易與胃酸凝結形成「柿石」會損傷胃黏膜，患有膽結石、腎結石的病人，則應慎重吃柿子。

梨：性味甘寒，可生津潤燥、清心降火、消痰止咳。

棗：健脾益氣，脾虛體弱的人多吃有益。

葡萄：性味甘平，能益氣補血、健胃利尿。

香蕉：含較高鉀、鎂，對於低鉀患者能很好的補充鉀，但有心血管疾病或腎功能不好的患者不能過多食用。

石榴：果肉晶瑩，甘酸生津，有潤燥兼收斂的功效，可止渴生津、止瀉等，但吃多易傷齒、生痰。

柚子：味甘酸、性寒，含類胰島素、維生素、糖類、鈣、鐵、磷等，可消炎、化食醒酒，還具有一定的降血糖功效。

對於健康人群來講，選擇水果可以相對隨意些，但是對於病人來講，選擇水果就需要技巧了，不能隨意選擇。

適宜冠心病、高脂血症患者吃的水果：有柚子、山楂、柑橘、桃等，因含較多維生素C和尼克酸，能降低血脂和膽固醇，緩解血管硬化等。

適宜糖尿病患者吃的水果：有梨、櫻桃、鳳梨、楊梅、葡萄等，含較多果膠或果酸，能促進胰島素的分泌，適量降低血糖。

適宜呼吸道疾病患者吃的水果：有梨、枇杷、柚子等，可以化痰潤肺、生津止咳，有效改善咽痛、咳嗽、咳痰等症狀。

適宜肝炎患者吃的水果：有橘子、棗、獼猴桃、蘋果等，富含維生素C，有益疾病的改善。

秋分吃南瓜，養心又養肺

俗話說，秋天到，南瓜俏。經過一個夏天的日照和生長，南瓜積累了豐富的營養，到了秋分，是南瓜營養最豐富，味道最佳的時候。南瓜中含有許多對人體有益的成分，比如氨基酸、活性蛋白、類胡蘿蔔素，以及人體所必須的多種微量元素。

食用後可增強機體免疫力，對改善秋燥症狀大有裨益，並且從特性上來看，南瓜有平喘、消腫的作用。經常食用可以預防哮喘、支氣管炎等秋季多發病。

特別是對女性而言，南瓜是最好的食物。現代女性因工作、家庭壓力過大，由於過度勞累、營養不良造成的貧血，經常讓女性們花容失色。但如何才能改變這一現狀呢？很簡單，改善貧血、增加營養的妙方就是多吃南瓜。

南瓜中除了含有蛋白質、胡蘿蔔素、維生素等必需氨基酸外，還有「鈷」、「鋅」和「鐵」元素，「鈷」是構成血液中紅細胞的重要成分之一；鋅則直接影響成熟紅細胞的功能；鐵質則是製造血紅蛋白的基本微量元素，這些都是補血的好原料。

此外，南瓜中還含有豐富的維生素B12，而人體缺乏B12會引起惡性貧血，所以說，多吃些南瓜就是最好的「補血」方式。

不僅如此，南瓜還是保護腸胃的好幫手，現代白領女性因飲食不節、生活不規律，深受胃腸功能紊亂、胃潰瘍、便秘等疾病的困擾。而南瓜含有豐富果膠，可促進胃腸蠕動，幫助食物消化，還能黏附和消除體內細菌毒素和其他有害的物質。

在這裡，需要提醒父母們的是，適當給孩子吃些南瓜，南瓜含有豐富的類胡蘿蔔素，經人體吸收後轉化爲維生素A，當維生素A和蛋白質結合後形成視蛋白，這一物質在視覺上扮演著重要角色。一旦缺乏這種物質，就會影響孩子視力發育，出現夜盲症。

總之，南瓜是一種不可多得的秋季飲食，南瓜有多種吃法，嫩瓜可切片，葷、素炒食，還可做湯、作餡料，老瓜可以蒸著吃。値得一提的是，很多人在烹飪南瓜時，常將南瓜瓤丟掉，其實這是一個錯誤的做法。南瓜瓤實際上比南瓜果肉所含的β—胡蘿蔔素多出5倍以上。因此，做南瓜時，千萬別將南瓜瓤丟掉。

不過，南瓜雖然是一個好東西，但也不能多吃，吃多了不僅會燒心難受，而且還會影響到臉色。剛才我們提到南瓜富含β—胡蘿蔔素，如果食用南瓜太多，β—胡蘿蔔素就會沉積在表皮的角質層當中，會使鼻子、額頭、手掌、腳掌、眼圈、指甲旁等皮膚上呈現出很明顯的檸檬黃色，這種症狀被稱爲是胡蘿蔔素黃皮症。

神志安寧，避肅殺之氣

到了秋分季節，秋季就已經過了一半，「一場秋雨一場寒」，氣溫的驟然下降，給人們的生理和心理都造成了一定的影響。按照我國中醫的理論，人體五臟六腑、七情六欲與五行學說和四季變化存在著相應的聯繫。

以五行學說中「金、木、水、火、土」的「金」為例：五臟中的「肺」屬金，七情中的「悲」屬金，四季中的「秋」也屬金。所以，在秋天，尤其是秋雨連綿的日子裡，人們很容易產生傷感情緒。

現代研究還表明，在人體大腦底部，有一種叫「松果體」的腺體，它能夠分泌「褪黑素」。這種激素能促進睡眠，但分泌過盛也容易使人抑鬱，氣溫變化對其分泌會產生間接影響，尤其是在冷熱交替的換季時節。

多種因素的影響，導致一些人一到秋季，情緒就變得不太穩定，容易出現煩躁以及悲愁傷感，特別是老年人心中常引起莫名的苦悶與垂暮之感，所以，每年這個時候，也是心理疾病的高發期，有些人甚至走上自殺之途。所以說保持神志安寧，避免肅殺之氣，乃是秋季心理保健的重點。

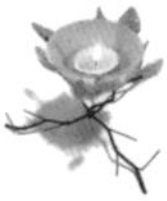

做好秋季心理保健，首先就要進行心理調節，秋天，乃是一個「不是春光，勝似春光」的大好季節，是一個收穫的季節，大可不必自尋煩惱，失意傷感地「悲秋」。如果你常常感到莫名的緊張、焦慮，不妨學會自我放鬆。

放鬆可降低交感神經的衝動，平撫情緒、安定心神，更能有助於睡眠。打呵欠、伸懶腰、深呼吸等都是人體自動的放鬆機制。下面再給大家介紹兩種放鬆方法，每次只需要5分鐘，就可以讓你活力再現。

肌肉鬆緊法：從頭開始，眼睛用力閉，然後放鬆；牙齒用力咬合，再放鬆；拳頭握緊後放鬆；依次類推到全身各部位。最簡單的就是起身，用力伸懶腰，然後放鬆，就能在最短時間內達到放鬆的效果。

生物回饋法：坐在椅子上，眼微閉、齒微分、下肩、開胯、集中心志靜下來，專心感受肌肉酸痛的那個點，慢慢刺激調整它。接著深呼吸，感覺脈搏跳動甚至腸胃蠕動，感受手指頭血液一脹一縮的感覺。

其次，用食物滋養心情也是很不錯的選擇。吃好早餐是滋養心情的第一步，盡可能食用牛奶、蛋、水果，補充蛋白質與鈣質的攝取量，以增強耐力與意志力，經常不吃早餐的人，不但無精打采而且意志力也較薄弱。

多吃蓮藕、蓮子、小麥、甘草、紅棗、龍眼等，這些食物有養心安神的作用，對焦慮、抑鬱很有幫助。核桃、魚類等含有較多磷脂，也能幫人們消除抑鬱。

此外，提醒大家秋季要多參加戶外活動，增加陽光照射時間，同時要多與朋友交流，及時排解不良情緒。遇到棘手的事情，不妨暫時放下，到室外走走。如果抑鬱症狀比較嚴重，就需要到正規心理諮詢機構接受治療。

秋分起兮蟹肉美

一說起螃蟹，讓人不由自主的聯想到《紅樓夢》中在大觀園裡吃蟹的場景，以及寶、黛、釵三人詠蟹的佳句。「潑醋擂薑興欲狂」、「臍間積冷饞忘記，指上沾腥洗尚香」……每一句都充分體現了蟹的誘人魅力。

雖然說現在的飼養技術提高了，我們一年四季都有蟹吃，但是在秋天，才是吃蟹的最好季節。古人有云：「秋風起，蟹腳癢；菊花開，聞蟹來」，每年9～10月正是螃蟹黃多、油滿之時，所以，有食家言：「秋天以吃螃蟹爲最隆重之事。」

那麼說秋季是吃蟹的最好季節對嗎？因爲季節與螃蟹的生長品質有很大關係，秋季是螃蟹生長最好的時期，這時肉厚肥嫩，味美色香，爲一年當中最鮮美。什麼膏蟹、肉蟹、大閘蟹等，都在秋天長得最好、最肥。

特別是「大閘蟹」，這個時節的蟹肉質細嫩、膏似凝脂、味道鮮美，眞稱得上是蟹中之上品；秋季的河蟹個兒雖然不大，但蟹殼非常薄，裡面的肉質細膩而有香味。據說，「蟹」一直以來都有「四味」之說。即「大腿肉」，肉質絲短纖細，味如干貝；「小腿肉」，絲長細嫩，美如銀魚；「蟹身肉」，潔白晶瑩，勝比白魚；「蟹黃」，含有大量的人體所必需的蛋白質、脂肪、磷脂、維生素等，營養相當豐富。

在這個菊黃蟹肥的好時機，人們千萬不要錯過哦！在這裡，還想提醒大家一點，蟹肉雖美，營養價值最高，但健康的吃是前提，在食用螃蟹的時應注意以下幾點——

●不吃死蟹

螃蟹在垂死以後，蟹體內的細菌就會以最快的速度迅速繁殖並擴散到蟹肉當中，食用以後很容易造成嘔吐、腹痛、腹瀉。那麼，如何分清蟹是否新鮮呢？

新鮮活蟹的背殼呈現出青黑色，有光澤感，臍部飽滿，腹部潔白；而垂死的蟹就不同了，牠們的背殼呈黃色，蟹腳較軟，翻身困難。

●不吃生蟹

活蟹體內的肺吸蟲幼蟲囊蚴感染率很高，半熟的蟹肺吸蟲的感染率爲20％；吃醃蟹，肺吸蟲感染率可高達55％；而吃生蟹，肺吸蟲感染率就可以高達71％。

肺吸蟲寄生在人體肺裡，它會刺激，甚至是破壞肺組織，引起發燒、咳嗽、咯血症狀；如果侵入了人體的腦部，那就可能會引起癱瘓。所以，螃蟹一定要在蒸熟再食用。

●不吃隔夜蟹

螃蟹爲含組胺酸比較多的一種食物，隔夜的剩蟹中，組胺酸在某些微生物的共同作用下會分解爲組胺，在經過回鍋加熱以後，雖然可以殺滅病源微生物，卻不能破壞毒素，從而導致組胺中毒。因此，蟹最好是現蒸現吃，一般不要超過四個小時。

此外，吃蟹的時候還要注意除去四部件，因爲蟹的體表、鰓部和胃腸道沾滿了細菌、病毒等致病微生物。所以，在吃之前必須除盡蟹鰓、蟹腸、蟹心、蟹胃。

另外，因螃蟹性寒，蟹黃中更是含有很高的膽固醇，一般人每次吃大閘蟹時應以1～2隻爲限，而且一星期內食蟹不應該超過3次。

秋分習俗鑒賞

我國古籍《春秋繁露．陰陽出入上下篇》中說：「秋分者，陰陽相半也，故晝夜均而寒暑平。」到了秋分，就意味著秋天已經過了一半。這一天，民間有很多習俗，比如吃秋菜、祭月等，表達人們美好的祝願，以及對美好生活的嚮往。

●吃秋菜

在嶺南地區，有一個不成節的習俗，叫做「秋分吃秋菜」。「秋菜」是一種野莧菜，鄉人把它稱之爲「秋碧蒿」。

逢秋分這一天，全村人都會出去採摘秋菜，在田野中搜尋的時候，多見是嫩綠的，細細棵，約有巴掌那樣長短。採回的秋菜一般家裡與魚片「滾湯」，名曰「秋湯」。有一句順口溜叫做：「秋湯灌臟，洗滌肝腸。闔家老少，平安健康。」一年到頭，人們祈求的還是家宅安寧，身壯體健。

●祭月

秋分曾是傳統的「祭月節」。如古有「春祭日，秋祭月」之說。現在的中秋節則是由傳統的「祭月節」而來。據考證，最初「祭月節」是定在「秋分」這一天，不過由於這一天在農曆八月裡的日子每年不同，不一定都有圓月。所以，後來就將「祭月節」由「秋分」調到了中秋。

據史書記載，早在周朝，古代帝王就有春分祭日、夏至祭地、秋分祭月、冬至祭天的習俗。其祭祀的場所稱爲日壇、地壇、月壇、天壇。分設在東南西北四個方向。北京的月壇就是明清皇帝祭月的地方。《禮記》載：「天子春朝日，秋夕月。朝日之朝，夕月之夕。」這裡的夕月之夕，指的正是夜晚祭祀月亮。這種風俗不僅爲宮廷及上層貴族所奉行，隨著社會的發展，也逐漸影響到民間。

寒露

禦寒鍛鍊，從冷水浴開始

寒露爲二十四節氣之第十七節氣，在每年的10月8日或9日，寒露表示氣溫下降，露水更涼。在經歷了炎夏的酷暑和濕悶以後，此時人們倍感秋季的涼爽和舒適，可謂是鍛鍊身體的最好時機。

秋天天高氣爽，氣溫、水溫、體溫都比較接近，冷水對人體刺激較小，若此時開始冷水浴鍛鍊，有諸多保健功效。身體經常受到冷空氣的刺激，會使大腦對體溫的調節作用變得更加靈活，當氣溫突然降低很多時，身體器官會隨之迅速行動起來，加快體內的新陳代謝，使產熱過程加強，散熱相應減少，使身體很快就能適應氣溫變化。

當然，我們每個人對寒冷的適應性不同，而且這個適應性並非是天生就有的，是需

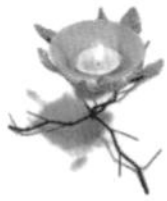

要通過鍛鍊來加以培養的。用冷水浴來鍛鍊身體，貴在持之以恆，方能取得較好效果。

所謂的冷水浴，就是用5度~20度之間的冷水來洗澡。秋季的自然水溫正是在這一範圍以內。每次冷水浴時間不能過久，水溫不能過低，水溫最好在15度左右爲宜，洗浴時間保持在15分鐘左右最好。

進行冷水浴時，也不可操之過急，一下子就將身體浸泡到冷水中，需要一個循序漸進的過程。洗浴之前，先要做相應的熱身運動，可提前用手揉搓皮膚直到發熱爲止。洗澡時，可先往四肢部位灑水，讓身體逐漸適應後再開始洗。

另外，進行冷水浴也不一定非要洗遍全身，可以從某個部位開始，常見的冷水浴洗浴方式有四種：頭面浴，就是用冷水來洗頭、洗臉；腳浴，將雙腳浸於水中，水溫可以從20度左右開始，再慢慢地降到5度左右；擦浴，用毛巾在浸過冷水以後擦身，擦的時候用力不可太猛，時間也不宜太長，適可而止；還有一種是淋浴，就是用冷水洗澡。

值得注意的是，冷水浴並不是對每一個人都適合。有些人的皮膚生來就對冷水敏感，這種人是不宜進行冷水浴的。另外，患有嚴重高血壓、冠心病、風濕病、空洞性肺結核、坐骨神經痛，以及高熱病人都不可以進行冷水沐浴。

另外，進行冷水浴時也不能在空腹或飯後進行，洗冷水浴時若出現寒顫（發抖）不停、起雞皮疙瘩，甚至頭暈不適等症狀，應立即停止。還有，進行冷水浴鍛鍊後，如果出現失眠、體重減輕、身體不適和食欲下降等情況時，也應立即停止冷水浴。

寒露喝粥，養陰去燥

寒露過後，入秋漸深，秋寒也慢慢逼近了。秋寒最易傷肺，而粥有祛燥潤肺之效。中國人最愛喝粥，我覺得，喝粥是一份寧靜、一份溫情的享受，粥不僅能溫暖人心，更是保健佳品，無論哪個季節，粥都是人們飲食的好伴侶，並且不同的季節，喝什麼樣的粥，也是非常有講究的。

秋季人們容易出現口乾舌燥、乾咳無痰等燥熱病症，就應該喝些和胃健脾，潤肺生津，養陰清燥的粥品。在煮粥時，加入梨、蘿蔔、芝麻等藥食俱佳的食物，更具有益肺潤燥之功效。下面推薦五款簡單又滋補的粥譜。

●百合杏仁枇杷粥

原料：鴨梨20克，杏仁12克，百合15克，枇杷20克，粳米50克，蜂蜜少許。

做法：把百合、杏仁加粳米煮成粥，把梨去皮切成丁，枇杷也切成小丁，然後放入枇杷丁，稍稍攪拌，再放入梨丁，再一邊攪拌一邊熬。等到粥熬好後，把它盛在碗中，放到稍涼，再加點蜂蜜即可食用。

功效：此粥適用於秋燥傷陰，乾咳少痰，皮膚乾燥。

● **大米雪梨銀耳粥**

原料：銀耳5克，大米50～100克，雪梨50克。

做法：銀耳發泡，大米淘淨，雪梨切成片，將三者同煮，加蜂蜜適量，攪勻即可。

功效：清熱生津，潤肺止咳，適用於口乾舌燥，乾咳。

● **百棗蓮子銀杏粥**

原料：粳米100克，百合30克，蓮子20克，銀杏15粒，大棗20枚，冰糖適量。

做法：蓮子先煮片刻，放入百合、大棗、銀杏、粳米煮沸後，改用小火至粥稠時加入冰糖再稍燉一下即成。

功效：養陰潤肺，健脾和胃。

● **枸杞粥**

原料：白米1杯，山藥300克，枸杞2大匙，水8杯。

做法：白米洗淨瀝乾，山藥去皮洗淨切小塊。鍋中加水8杯煮開，放入白米、山藥、枸杞續煮至滾時稍稍攪拌，改中小火熬煮30分鐘即成。

功效：此粥能增強免疫力，滋補肝腎，益精明目。

● **胡蘿蔔粥**

原料：大米100克，水120 cc，打碎過濾的胡蘿蔔汁50 cc。

做法：把米洗乾淨加適量水浸泡1～2小時，用微火煮40～50分鐘，停火前加入過濾的胡蘿蔔汁，再煮10分鐘即成。

功效：因胡蘿蔔中含有胡蘿蔔素，人體攝入後可轉化爲維生素A，適於皮膚乾燥、口唇乾裂者食用。

金秋板栗，健腎補脾

金秋季節，是收穫的季節，許多農產品都在這個時候成熟了！每到這個季節，大街小巷都能聞到一股糖炒栗子的香味，隨時隨地都可以掏點錢，和家人一起美美地享受一頓。

金秋是板栗成熟的季節，板栗的生長過程中不需要化肥、農藥，是真正的綠色食品，板栗素有「乾果之王」美譽，在國外還被稱爲「人參果」，自古以來，都是養生學家非常推崇的一種美食。

《本草綱目》稱其有「治腎虛，腰腳無力，以袋盛生栗懸乾，每日吃十餘顆，次吃豬腎粥助之，久必強健」。《圖經本草》亦載：「果中栗最有益，治腰腳，宜生食之。」中醫認爲，栗子能養胃健脾，壯腰補腎，活血止血。

人們恐怕很難想到，鮮板栗所含的維生素C比公認含維生素C豐富的番茄還要多，更是蘋果的十多倍！栗子所含的礦物質有鉀、鎂、鐵、鋅、錳等，雖然達不到榛果、瓜子那麼高的含量，但仍然比蘋果、梨等普通水果高得多，尤其是含鉀突出，比號稱富含鉀的蘋果還高4倍。

板栗的吃法有很多，炒食香甜，煮食軟糯，還可生吃，如果把它風乾了再吃，非常甜脆。用它燉肉、燉雞，如栗子紅燜肉、栗子八寶雞等均堪稱美味佳餚，格外勾人食欲。栗子羹、栗子蓮心粥等美味小吃，也令人饞涎欲滴。

不僅如此，栗子味甘性溫，入脾、胃、腎經，具有健脾補腎止血的功效，具有一定的藥用價值。民間用生板栗1～2枚，每天早晚各細嚼慢嚥一次，可治老年人腎虧，小便頻數；鮮栗10顆，紅棗10枚，適量瘦肉，加作料共燉熟後食之，可治腎氣虛和咳喘。小兒腹瀉，可用栗子磨粉煮粥餵服。

總之，板栗是老少皆宜的佳品，不過，由於板栗生食難消化，熟食又易滯氣，故不宜一次吃得太多，反之易傷脾胃，吃時要細細嚼碎。口感無渣，成爲漿液，一點一點咽下去，才能起到最佳效果。

節欲保精，頤養天年

《素問．四氣調神大論》指出秋天的攝生要領爲——「使志安寧，以緩秋刑；收斂神氣，使秋氣平；無外其志，使肺氣清。此秋氣之應，養收之道也」。其實，對房事的調攝也應該遵守這一原則。

所謂「使志安寧」、「收斂神氣」和「無外其志」，總的原則是要做到修心養性，讓思緒寧靜，不讓意志外馳，以適應秋季寒涼肅殺的氣候。對房事而言，具體的養生方法就是，性欲的興奮衝動既不能像春天生發之性的衝動，也不能像夏天陽亢之性的興奮，而是應該有所收斂，房事的次數應適當有所減少。

一般來說，人的陽氣不足，可以借助春天生發之性、夏天陽熱之氣以溫養生發陽氣，而陰精不足的人，則可以借助秋冬收藏之性以涵養陰精，所以，保精的觀念雖強調是冬季攝生的要領，可實際上在秋天就已開始起步了。

秋天的肅殺之性，使性欲的衝動和亢奮也隨之有所下降。對男子來說，行房之時，可能偶爾會發生短暫性的「陽痿」，這和節令氣候的屬性有一定關係，而且往往都是「繼發性陽痿」。如果一旦出現，首先不必驚慌，可以稍事休息，儘量放鬆情緒。

這種秋季易患的陽痿是一時性的性興奮不足，陰莖海綿體充血不足造成的，這個時候只要精神專一、精力集中，完全可以消除氣候影響而順利行房。

如果擔心自己的陽痿症狀，可以觀察一下夜間睡眠時是否有陰莖勃起的現象，或者到醫院做相關檢查，不要因爲一時的陽痿而背負沉重的負擔。若確定是患了陽痿，就應該及時到醫院接受治療。這是秋季房事調攝中男性最爲關鍵、重要的事情。

對女性來說，秋季會出現性欲減退的現象，常表現爲性交時陰道乾燥，這是由於秋季燥氣當令造成的。因爲燥氣乾澀易於傷津，所以有著「燥勝則乾」之說。

秋令之際，陰道乾澀不僅會影響到行房的情緒和歡悅，還可能會帶來陰莖與陰道摩擦的疼痛。爲了預防因陰道乾澀造成性交中不愉快之情，建議在秋季行房之前，可以適當的延長性前嬉戲的時間，以充分調動激發女性的性欲，也可以選擇使用一些潤滑劑。

在這個時候，丈夫千萬不要因此而埋怨妻子，妻子更不要因此而出現情欲消沉，否則會進一步抑制陰道分泌腺的分泌，造成一種惡性循環，使本是歡愉的房事不歡而散。

總而言之，秋燥當令，房事性交應該有所收斂，以養神氣，對造成陽事漸衰、陰道乾澀等對房事不利的因素，應該有一個正確的認識，並積極地採取相應的措施，不要自尋煩惱，要泰然處之。

寒露習俗鑒賞

寒露的到來意味著進入了深秋，天氣會一天比一天寒冷。寒露也和其他節氣一樣，在民間都有著各種各樣的習俗，下面我們就一起來看一看。

●登高習俗

如果說白露時節天氣轉涼，開始出現露水，那麼到了寒露以後，露水就會有所增多，而且氣溫更低。

在這個時候，我國有些地區會出現霜凍，在北方已經呈現出一番深秋的景象，白雲紅葉，偶見早霜，南方也秋意漸濃，蟬噤荷殘。

老北京人在寒露這一天有著登高的習俗，因此景山公園、八大處、香山等都是登高的好地方，重九登高節，更會吸引眾多的遊客。

●農事習俗

寒露時的天氣對秋收來說十分有利。因此，農諺有云：黃煙花生也該收，起捕成魚採藕芡。大豆收割寒露天，石榴山楂摘下來。「寒露蜜桃」屬北方晚熟桃品種，成熟期在寒露前後，所以叫做「寒露蜜桃」。

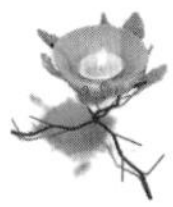

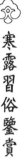

霜降

霜降天，吃柿子

霜降一般在每年西曆的10月23日，霜降意味著天氣漸漸變冷，開始降霜，尤其是早晚。在南方地區有這樣的民俗，認爲霜降吃柿子，冬天就比較不會感冒、流鼻涕。當然，這種說法是缺乏一定科學依據的。

其實，選擇在霜降吃柿子的眞正原因是：柿子一般是在霜降前後完全成熟，此時的柿子皮薄肉鮮味美，營養價值高。柿子是人們喜歡食用的果品之一，甜膩可口，營養豐富，有些人還喜歡在冬季吃凍柿子，別有味道。

柿子營養價值很高，所含維生素和糖分比一般水果要高1～2倍。假如一個人一天吃1個柿子，所攝取的維生素C，基本上能滿足一天需要量的一半，所以，吃些柿子對健康大有好處。

柿子不僅是味美的果品，還是一種良好的藥材。柿果味甘澀、性寒、無毒，柿蒂味澀，入肺、脾、胃、大腸經，有清熱潤肺，生津止渴，健脾化痰的功效。

新鮮的柿子有涼血止血作用；柿霜潤肺，可用於咽乾、口舌生瘡等，用柿霜10克，薄荷5克，冰片0.5克放在一起磨細後塗擦，可以治療口瘡、口角炎；柿蒂有降逆止吐作用；柿餅和胃止血；柿葉有止血作用，用於治療咳血、便血、出血、吐血、降壓、利水、消炎等作用。

柿子雖好但不能一次吃得過多，貪食過量，就有可能產生胃柿石。因爲柿子裡的柿膠酚與人體的胃酸共同作用後，會變成一種甚爲黏稠的膠狀物，它可以把植物纖維等膠合在一起，形成「植物球」，時間久了，可造成胃黏膜糜爛、潰瘍，甚至出血。

另外，吃柿子的時候，還應該注意以下三個問題——

（1）空腹饑餓的時候不宜食用柿子；

（2）過度勞累、疲乏的時候不宜食用；

（3）不宜同含纖維素較多的蔬菜等食物一起食用。

在這裡，需要提醒大家的一點是，柿子並非人人適合食用，柿子適宜大便乾結者、甲狀腺疾病患者、高血壓患者、長期飲酒者食用，而糖尿病人、便溏、脾胃泄瀉、體弱多病、產後、外感風寒者應忌食，患有慢性胃炎、消化不良等胃動力功能低下者、胃大部切除術後亦不宜食用。

秋冬蘿蔔小人參，不勞醫生開藥方

隨著深秋時節的到來，蘿蔔、白菜等冬儲菜大量上市，尤其是蘿蔔備受人們的喜愛，成了許多家庭餐桌上的主菜，民間有句俗語說：「十月蘿蔔小人參。」由此可以看出，蘿蔔的營養價值之高。

那麼，爲何要強調秋冬吃蘿蔔呢？首先要說明的是，這裡的蘿蔔特指大白蘿蔔，中醫認爲，到了秋末冬初季節，人的陽氣開始向裡向內，機體容易出現——「陽氣在裡，胃中煩熱」的情況，易生痰熱，出現咳嗽、哮喘、胃部不適等症狀。

而白蘿蔔生吃具有止渴、清內熱作用，熟食可消食健脾。到了深秋，隨著氣溫的下降，人們的戶外活動逐漸減少，熱性食物進食較多，比如羊肉，容易讓人體產生內熱而引起消化不良。多吃白蘿蔔有助於消化。此外，冬吃白蘿蔔還可保暖防寒，溫中健胃。

秋冬吃蘿蔔有這麼多好處，人們應該適當吃一些，特別是一些兒童，在深秋應該多吃一些白蘿蔔，因爲多數幼兒感冒時會出現喉乾咽痛、反覆咳嗽、有痰難吐等上呼吸道感染症狀，多吃點白蘿蔔可滋養咽喉，化痰順氣。

另外，現在的孩子多喜歡吃肉食，俗話說，魚生火肉生痰。吃太多的肉易生痰、上火。建議父母們，在給孩子做肉食的時候，不妨搭配一點白蘿蔔，或做一些以白蘿蔔爲配料的菜，可減少油膩，防止上火，且有很好的營養滋補作用。

很多人在吃白蘿蔔的時候有一個很不好的習慣，就是把蘿蔔皮削掉，其實，白蘿蔔中所含的鈣大部分都在蘿蔔皮內，削掉蘿蔔皮，就會使蘿蔔的營養大打折扣。

此外，在吃白蘿蔔的時候，還應該注意一些搭配禁忌，這樣吃得才夠營養，才夠科學。我們知道，白蘿蔔主瀉，胡蘿蔔爲補，所以二者最好不要一起食用。非要一起食用的話，應該加點醋來調和，以利於營養吸收。

還有，白蘿蔔也儘量不要與梨、蘋果、橘子、葡萄等含有大量植物色素的水果同吃，否則會影響甲狀腺對碘的攝取，容易誘發甲狀腺疾病。

最後提醒大家一點，由於白蘿蔔味辛甘、性寒，所以脾胃虛寒，胃及十二指腸潰瘍、慢性胃炎等疾病的患者宜少食，否則會加重胃痛、腹瀉等症狀。此外，單純性甲狀腺腫的人也不宜吃白蘿蔔，避免在碘攝入不足的時候誘發甲狀腺腫。

霜降秋正涼，運動保健康

秋冬季節，人體生理系統進入了休整階段，人體容易感到疲倦，很多人整天沒精打采、呵欠連連。正所謂春睏秋乏，而緩解秋乏的最好方法，就是通過加強體育鍛鍊來增強體力，保持充沛精力。

金秋時節是開展各種運動鍛鍊的最好時期，但由於深秋溫差大，運動時常會流汗，所以應該注意穿衣問題。秋季和夏季有所不同，清晨的的氣溫已經有些低了，鍛鍊時往往會出汗，如果不加以注意，很容易受涼感冒。所以，早晨到戶外去鍛鍊時，不要穿單衣，應該讓身體逐漸適應溫度的變化。

因此，運動時穿衣要講究「層次」，多穿幾層。出去鍛鍊時多穿件寬鬆、舒適的外套，等準備活動做完，身體發熱後，再脫下外衣，免得室內外溫差太大。鍛鍊後出汗後，在鍛鍊完畢後也要穿上外套。

另外，內衣的選擇也是不容忽視的一個重要環節，很多人認為鍛鍊身體時，應該穿純棉內衣。其實不然，純棉質地的服裝只能吸汗，並不透氣，並不適宜運動時穿。正確的做法是選擇透氣性相對較好的服裝材質，如聚丙烯等。類似聚丙烯這樣的材料，可以幫助散濕，有利於保持皮膚乾爽。

按照我國中醫的理論，秋季主收藏，鍛鍊時應以靜功爲妙，而且秋季是養肺的季節，在這裡給大家介紹幾種養肺的方法，不妨多練習一下。

●拍肺功

每天晚上臨睡覺前，端坐在椅子上，身體直立，兩膝自然分開，雙手平放於大腿上，頭正目閉，吸氣於胸中，同時抬手用掌從兩側胸部從上到下輕拍，在呼氣的時候，再從下向上輕拍，持續10分鐘，最後用手背隨呼吸輕叩背部的肺俞穴數十下。

●吸收功

選擇室外空氣清新的地方，先慢步10分鐘，然後站定，兩腳分開與肩同寬，面部朝上，手掌相搭，掌心向上，放於臍下3公分處，全身放鬆，吸氣於兩乳之間，收腹，然後再緩緩呼氣放鬆，持續30分鐘。

●喊山

到附近森林公園，登上半山腰，站在樹木旁，亦可選擇城區公園一角，然後站定，全身放鬆，深吸一口氣，再大聲發出「哦——」、「啊——」等音，越長越好，連續10次，每天或隔天如此反覆進行。

• 吹氣球

用嘴吹氣球具有健肺的神奇效果，一連串的深呼吸運動，不僅能增加肺活量和肺通氣的功能，久而久之，還會使胸肌豐滿；其次吹氣球時採用腹式呼吸，有利於刺激腸胃蠕動、改善腹部血液循環，同時促進體內廢物的排出。

最後提醒人們，在運動的時候，運動量要由小到大，節奏要由慢到快，時間要由短到長，通常以運動完休息15分鐘以後，心率能夠恢復正常為標準。如在運動中出現了頭暈、心悸、氣短等症狀，以及在運動後出現食欲減退、睡眠不好，這些都說明是運動量過大了，應及時對運動量進行調整。

霜降寒氣重，防心梗要當先

晚秋季節是氣候變化較大的時期，溫差、風速、大氣壓等都處於波動狀態，這種多變的氣候，很容易引起血壓的波動。據測定高血壓病患者的血壓在深秋可能會增高約20毫米汞柱，可反射性地引起冠狀動脈痙攣、心肌缺血缺氧，從而導致心肌梗死的發生。

同時，由於氣溫的變化，老年人抵抗力下降，容易發生上呼吸道感染、支氣管炎、肺炎或使原有的慢性支氣管炎等疾病的病情加重，甚至誘發心肌梗塞。

心肌梗塞是一種相當危險的疾病，往往發病突然，病情變化迅速，如果不能得到及時的救治，常會發生無法挽回的後果。因此，患者及其家屬應該對此病有所了解，急性心梗塞是冠心病發展最爲嚴重的一種結果。一般冠心病引起的心絞痛，通常不會超過15分鐘，經休息或者是舌下含速效硝酸甘油片後，可以很快得以緩解，而且不是經常發作。

如果近期以來，心絞痛發作變得非常頻繁，或者是每次疼痛的時間都有所延長，經休息或是含硝酸甘油以後也不能立即得到有效地緩解，那就有可能是急性心梗的先兆。

不過，有時急性心梗常有些異常表現，很容易被人們忽視，例如突然出現不明原因的體力下降、難以形容的胸痛、咽部異物感，以及原因不明的牙痛、突發上腹部劇痛、嚴重胃燒灼感、驟然反酸、瞬間大汗淋漓，皮膚濕冷、呼吸困難，和神志恍惚等，即便是無心絞痛，也很可能是急性心梗的先兆。

出現以上症狀之後，患者應立即去醫院就醫，以免貽誤病情，造成不可挽回的損失。對於有心臟病史的患者來說，最好的治療莫過於預防，在深秋季節，心臟病患者應該做好以下的預防措施——

一、對自己的身體狀況，特別是重要臟器功能儘量能做到心中有數。尤其是在疾病好發季節，一定要在醫生的指導下對平時服用的藥物，進行一些必要的調整。

二、要適量的進行一些戶外活動，這樣有利於增強人體的心肺功能，使營養心肌的冠狀動脈建立起側支循環，從而保證對心肌的血供。

三、有高血壓、冠心病的老年人，要特別防止便秘，平日裡的食物要以清淡為主，多吃一些富含植物纖維的食物，以保持大便暢通，也不可高餐飽食，以免引起血液黏度和血糖升高。

四、常飲新鮮溫熱開水，不大口喝、急喝，不渴也應適當喝水，在睡前和起床後必飲一杯溫水，保持純飲水量達到1500～2000ml/日，以保證血容量和心腦血管供血。

五、時常保持一種平和的心態，對預防心梗特別重要。生活要有規律，要注意勞逸結合，避免情緒過於激動和感情上的大喜大悲。

總之，深秋時節，預防心肌梗塞的發生要從細節做起，有時忽視細節往往是導致疾病的禍首。

霜降習俗鑒賞

霜降時節是秋天的最後一個節氣，天氣開始變得寒冷，在霜降時節這天，有些地方還保留著相當古老的民俗，比如過霜降節，掃墓等。

• 霜降節

桂西南的大新、靖西、下雷、德保、那坡等縣的壯族群眾，即有過霜降節的習俗。其中以大新縣下雷圩的霜降節會最具特色。過節期間，家家戶戶做「霜降糍」，用當年新收的糯米經蒸、舂、捏並佐以白糖花生末餡而成，色銀白，味香甜。有的人家還在糍粑上印以雙喜或飛禽圖樣，用來祭祀祖先，饋送親戚友人。

大新縣下雷圩的霜降節會，歷史悠久，據說從明代就已經開始了，歷經數百年，依然興盛不衰。建國前，下雷霜降節期間，要舉行盛大的祭神和歌圩等娛樂活動。建國後，祭神活動雖已停止，但文化娛樂活動則豐富多彩。節會活動要進行三天三夜，以霜降前一天爲「頭降」，霜降日爲「正降」，霜降第二天爲「尾降」。

「頭降」敬牛。這天，農家爲牛梳洗、掛紅彩，給牛餵酒菜「開降餐」。俗例三日內不用牛力，禁鞭笞。在這期間，如果有牛意外而死，牛肉是不可食用的，要將之埋葬。

「正降」祭神遊神。祭神在「莫槐將軍廟」舉行。「莫槐」爲壯語音譯，意爲「黃牛」。廟內供岑玉音金身塑像，又名「玉音廟」。相傳壯族女將官岑玉音，身高體壯，武藝非凡。她先射死一隻嘴長牙利、禍害人畜的「牙鷹」，然後，騎一頭大黃牛大敗進犯我邊境的「黑王」，有大功於壯人。玉音去世後，爲紀念她而立廟，奉她及其黃牛坐騎爲霜降神。每逢霜降節爲其祭祀膜拜。

「正降」日凌晨，人們帶著酒肉、糕點、糍粑、果品、香燭等前往「莫槐將軍廟」供祭。各人按自己的意願祝禱，有的求財，有的求子，有的求人畜平安，無非是表達人們企求霜降神顯聖賜福的良好願望。

「正降」日上午，祭神完畢後，舉行遊神儀式。遊神時，領頭前導的是一頭披紅掛綠的大黃牛，隨後的是十二名婦女抬舉護佑的一張玉音肖像，再後是鑼鼓隊、舞龍舞獅隊及自願參加的群眾隊伍，氣氛非常熱烈。

「後降」娛樂。自「正降」日遊神結束至「後降」日，人們便舉行各種娛樂活動，通宵達旦，是整個霜降節會的高潮。常見的娛樂形式有唱「木倫」、演唱木偶戲、對歌、舞龍獅、賽球等。建國前，「後降」日要舉行散降的祭神儀式，建國後廢止。

●掃墓

古時霜降這一天還是掃墓的日子，古籍《清通禮》云：「歲寒食及霜降節，拜掃壙塋，屆期素服詣墓，具酒饌及芟剪草木之器；周胝封樹，剪除荊草，故稱掃墓。」

不過，這個習俗現在已經不多見了。倒是節氣內的農曆十月初一，被稱作寒衣節或鬼節，在有些農村地區依然十分盛行。這天晚上，人們在門外焚燒內包棉花的五色紙，把餃子倒在一個灰圈內，意思是天氣冷了，爲逝去的祖宗送寒衣。

立冬

立冬養生，斂陰護陽

「立冬」節氣在每年的11月7日或8日，「立，建始也，冬，終也，萬物收藏也！」早在《呂氏春秋·十二月紀》中就確立了「立冬」這個十分重要的節氣。古人認爲，這一節氣到來之際，陽氣潛藏，陰氣盛極，萬物以冬眠或半冬眠的狀態養精蓄銳，是爲了來春生機勃發作做準備。

我國古時民間習慣以立冬爲冬季的開始，「冬時天地氣閉，血氣伏藏，人不可作勞汗出，發洩陽氣。」從養生的角度來說，冬天是天寒地凍、生機潛伏閉藏的季節，人體的陽氣，也隨著自然界的轉化而潛藏於內。冬季養生應順應自然界閉藏的規律，以斂陰護陽爲根本。具體養生法則可遵循以下幾點——

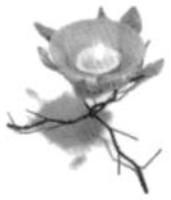

● 早臥遲起

冬日陽氣肅殺，夜間尤甚，古人主張「早臥遲起」，早睡以養陽氣，遲起以固陰精。讓自己擁有一個較長的休息時間。

理想睡眠時間應該是從晚上一直持續到第二天的日出以後。這樣可以使人的意志安靜，潛伏的陽氣得到養護，不會受到外界的干擾，使人體「陰平陽秘，精神乃治」。

● 去寒就溫

冬季屬陰，以固護陰精爲本，宜少泄津液。所以，冬季應「去寒就溫」，預防寒冷侵襲。儘量待在溫度適中的房間裡，減少外出次數。外出時一定要穿保暖衣服和鞋襪。

尤其要注意背部的保暖，背部是人體陽中之陽，風寒等邪氣極易通過背部侵入，引發疾病，老人、兒童及體弱者，冬日尤其要注意保暖背部，避免陽氣受到傷害。

● 進補養氣

冬季是進補的好季節，冬令進補與平衡陰陽、疏通經絡、調和氣血密切相關。特別是老年人機體功能減退，抵抗力下降，在寒冷冬季，更適宜進行食補。

冬令進補應以滋補爲主。根據中醫「虛則補之，寒則溫之」的原則，在膳食中應多吃溫性、熱性，特別是溫補腎陽的食物，以提高機體的耐寒能力。

● 調攝精神

寒冷能刺激交感神經興奮，使體內腎上腺皮質激素等兒茶酚胺類物質分泌增加，引起小動脈血管收縮、血壓增高，致小動脈血管破裂出血；還能使血液中纖維蛋白濃度增高，血液黏度增加，形成血栓。因此，冬季養生，要做到靜而養心，使志「若伏若匿」而不外露，遇事勿過喜過悲。

●閉藏養腎

腎屬水，對應節氣爲冬季。人在冬天要藏，如果忤逆了它，就會損害到腎的收藏功能。因此，冬季要保持腎氣強盛，宜減辛遠苦，以養腎臟。養腎還可以是足部保暖健腎、飲食補腎、按摩穴位壯腎等。

總之，冬季寒氣襲人，是萬物閉藏的季節，自然界陰盛陽衰，各種生物都潛藏陽氣，所以，冬季養生一定要遵守斂陰護陽的原則，以待來春。

護陽溫補，平安一冬

立冬到了，寒冷的冬季即將來臨，再也沒有了春季賞花、夏日趕海、秋日尋芳的浪漫，此時最能讓人提起興趣的莫過於進補美食了。長久以來，我國民間養生就有著立冬補冬的習俗。每逢這一天，人們都會以不同的方式進補一些山珍海味。

「冬季不吃肉，凍掉腳趾頭」，從這句飲食諺語中，我們足可以看出冬補的重要性。不過，進補也不可盲目地大補特補，有選擇地食用一些溫熱益補的食物，才可起到溫暖身體、防治疾病、增強體質的功效。下面就給大家列舉一些適合冬季進補的食物。

●魚肉類

先來說說魚，不同的魚，其食療功效不同，如鱸魚補中益氣、暖胃、澤膚；鯽魚補脾虛，助消化，療食欲不振；鱘魚活血通絡、益氣補虛；黃鱔補肝養血，溫陽益脾。人們在進補魚類時，應根據自己的身體情況，有所選擇地進補。

同樣，進補肉食也是一樣的，牛肉益氣養血，治精血虛虧，牛肝補肝益血，牛血理氣補中；豬肝補肝明目、益氣養血；羊肉補益虛勞、平肝、治脾胃虛弱；雞肉溫補脾胃、補血益腎；狗肉滋補脾胃、溫腎補陽；鹿肉補五臟，療虛勞，通絡祛風。

●蔬菜類

冬天是可食蔬菜的淡季，有的人因蔬菜攝入不足，會出現維生素不足，比如缺乏維生素C，就會出現口腔潰瘍、牙根腫痛、出血、便秘等症狀。因此，冬季食用蔬菜是非常重要的，可供選擇的蔬菜有：

蒜：溫中消食，除濕殺菌，含有豐富的維生素A、B、C，既是調味品也是保健良品。大蒜不宜生食，因生食可傷脾胃，傷眼。另外，大蒜不能與蜂蜜同食。

薑：健胃消食，增強食欲，促進新陳代謝。生薑含有薑辣素，對心血管有刺激作用，能促進血液循環。但生薑辛辣、性熱，多食反傷胃，所以，不可食用過多。

黑木耳：可有效的降低血液黏度，延緩動脈硬化，預防心血管疾病。

海帶：含有大量維生素A、D，並含有較多的海草碘，能抗血液酸化，活躍生理機能，增強免疫力。海帶還有較好的降壓作用。

蓮藕：可消淤清熱，補心升血，健脾開胃，止血固精。營養成分豐富，除含有蛋白質和多種維生素外，還含有鈣、鈉、磷。既是溫補食物，又是藥用良品。

●水果類

冬季天氣乾燥，不知不覺間喉嚨和鼻子變得乾燥起來，此時如果多吃一些水果，有助於將燥氣化解於無形，適合冬季食用的水果主要有大棗和柿子。

大棗：補脾和胃，益氣生津，潤心肺，補五臟，含有多種維生素和礦物資，有天然維生素之稱。大棗還有抗過敏、鎮靜和改善心功能的作用，大棗既是溫補食物，也是藥品，是冬季最佳食用水果。

柿子：含有豐富的鐵、錳、碘，以及維生素A、B、C，常吃柿子可防貧血。柿子性微寒，不宜多吃，更不能空腹吃。

俗話說「立冬補一補，來年無病痛」。進補是冬季養生的重要內容，但是入冬進補，要讓腸胃有一個適應的過程，因此，最好是先做引補。一般來說，可以先選用牛肉燉紅棗、花生仁加紅糖，也可以煮一些生薑大棗牛肉湯，以調整人體的脾胃功能。

防寒傷腎，健康長壽

中醫認爲，人體存在五臟，即肝、心、脾、肺、腎，分別對應五行的木、火、土、金、水，而與五行相對應的五季分別是春、夏、長夏、秋、冬。從這一理論中，我們可以看出，不同的季節所需重點養護的臟器是有所不同的，即春養肝，夏養心，長夏養脾，秋養肺，而冬季就應以養腎爲主。

腎爲先天之本，腎氣的盛衰與人體的生長發育及衰老密切相關。一個人想要健康、長壽，必須懂得補充腎氣，而冬季是腎精修復和腎氣生長的最佳時期，人們應該善於抓住這個時節，調理好腎臟。

●分型而補

食補是養腎最安全有效的方法，不過，進補前應先分清類型，分型而補，切不可盲目進補，否則會適得其反。腎虛表現的形式有很多，主要以腎陽、腎陰爲多。進補可以從這兩個方面來分型而補。

一到冬天，有些人就特別怕冷，衣服穿了不少，甚至躲在空調房裡不敢出去，依然不覺得暖和。怕冷是腎陽虛的重要表現，具體表現爲形寒肢冷，面色蒼白，尿少，浮腫等。這些人可適當進補一些鹿茸、鹿角膠、紅參，這些都是偏溫補的藥物，具有溫補腎陽的作用。

還有些人，臉總是紅紅的，很多人都誤以爲這是氣色好的表現。其實不然，臉紅紅的有可能是陰虧內熱的表現，是陰虛體質人最典型的症狀。這類人可吃些熟地黃、海參、燕窩，這些食物性偏寒，有補腎養陰的功效。

●日常養腎

冬季是養腎的最佳時期，除了腎虛的人要對症食補外，身體健康的人也應該在平時注意保養腎臟，冷面、溫齒、熱足是養腎的三個簡單有效的方法。

我們先來說說冷面，也就是用冷水洗臉，冷水洗臉可提神醒腦，促進面部血液循環，增強機體抗病能力。冷水的刺激還可以改善面部組織的營養供應，增強皮膚彈性。

我國中醫認爲「齒爲腎之餘」，保護好牙齒就是保護好腎。經常用溫水刷牙和漱口對腎臟有保養作用，最有利於保護牙齒。

除了冷面和溫齒外，每晚臨睡前，熱水泡腳也是養腎的好選擇，熱水是指水溫在45～50度的水。熱水泡腳可促進全身血液循環，增強防病能力，消除疲勞和改善睡眠。

• 穴位按摩

中醫認爲，腎爲「先天之本」，喜溫怕冷。進行穴位按摩可以使腎精充盛、腎氣健旺，經常按摩能強腎養顏。

摩湧泉：足是腎經、脾經、肝經三陰經與膀胱經、胃經、膽經三陽經的交接點，對全身氣血運行有重要的作用。具體方法是，用右手中間三指按摩左足心，左手三指按摩右足心，兩側交替進行，按摩到足心發熱爲止。對心悸失眠、雙足疲軟無力等效果非常好。

揉丹田：丹田位於肚臍下1.5寸處，將手搓熱，用右手在該處旋轉按摩50次，具有健腎固精的作用。

搓腰法：腎俞穴位於第二、三腰椎間水準兩旁一寸處，兩手搓熱後用手掌上下來回按摩50次，兩側交替進行。對治療腎虛腰痛有一定的幫助。

立冬後保健，關鍵要暖心

古語有云：「冬，終也，萬物收藏也」，立冬的到來，預示著從秋季的涼爽宜人逐漸轉爲冬季的寒冷刺骨，萬物開始趨向伏藏。養生學家認爲，陽氣潛藏時，人們要像農民育幼苗、婦女初懷孕一樣，小心呵護，精心調養，使其逐漸壯大起來。

當人體陽氣充足後，邪氣才不易犯外擾內，身體才能健康強壯，所以，立冬時期保護好「陽氣」顯得至關重要。而在立冬前後，常有強大冷空氣來臨，氣溫驟降，還會伴有大風、降溫等惡劣氣候，這種惡劣的氣候會加重心臟病、高血壓病患者的病情。

中醫學認爲，「心主血脈」，人體內血液的正常流動主要是靠心臟功能，而心必須保持有強大的陽氣以後，才能溫運血脈；一旦心陽被寒邪損傷，就會導致血運滯澀，誘發或加重各種系統疾病。

現代醫學則認爲，血管也會有「熱脹冷縮」的變化，寒冷會刺激血管收縮，還可以促使血液中形成血栓的纖維蛋白原含量急遽增加，進而誘發各種心血管疾病。因此，在寒冷時期，心臟病患者應注意「暖心」，避免心臟病的誘發因素。

●合理調節飲食

冬季雖是、進補的最佳季節，但患有心腦血管疾病者，切不可盲目進補，飲食宜清淡，切勿暴飲暴食，遠離三白（糖，鹽，豬油），近三黑（黑芝麻，蘑菇，黑米）。

同時，洋蔥、牛奶、板栗、玉米、海帶、大豆、燕麥、核桃、芹菜、菊花、大蒜、番茄、雞蛋、海魚等食品，是目前用於防治心血管疾病的最佳食物，對心臟具有保護作用，在季節變換的季節，患者應多加選食。

● 保持大便通暢

排便過於用力會使腹內壓增高，回心血流量增加，心臟負荷加重，易誘發心絞痛和心肌梗塞。因此，心臟病患者應養成良好排便習慣，平時應有意識地多吃一些富含纖維的食物，如綠葉蔬菜、水果、五穀雜糧等。

如果出現便秘的情況，切不可強行排便，應通過飲食或藥物來加以改善，爲了安全起見，患者最好在衛生間安排些急救藥品，一旦排便時感覺心臟不適，應立即服用藥物以緩解病情。

● 洗澡勿過勤

心臟病患者洗澡不宜過於頻繁，洗澡時要注意保暖，保持內外空氣流通，避免因悶熱而導致病情復發。另外，洗澡的時間也不宜過長，洗澡過程中最好有人陪護，如出現眼花、噁心、頭暈、心絞痛等徵兆時，應立即停止洗澡，躺下休息，以免加重心肌缺血，誘發心肌梗死。

● 監測病情

心臟病患者在冬天應按時遵醫囑服藥，不可擅自減藥或停藥，尤其是正在服用降壓藥的高血壓患者，更不可隨意加藥或換藥，以免出現藥物不良反應或藥物相互作用。同時還應加強血壓、血脂與血糖監測，如發現異常狀況，應立即到醫院接受治療。

立冬習俗鑒賞

立冬與立春、立夏、立秋合稱爲四立，在古代社會中這是一個重要的節日，這一天皇帝會率領全朝的文武百官到京城的北郊設壇祭祀。時至今日，在立冬這一天，民間還保留了許多習俗。

•立冬吃餃子

立冬節氣，有秋收冬藏的含義，我國過去是個農耕社會，勞動了一年的人們，利用立冬這一天要好好的休息，順便犒賞一家人一年來的辛苦。

在南方，立冬人們愛吃些雞鴨魚肉，在臺灣立冬這一天，街頭的『羊肉爐』、『薑母鴨』等冬令進補餐廳高朋滿座。許多家庭還會燉四物雞、麻油雞來補充能量。

在北方，特別是北京、天津的人們愛吃餃子。因爲餃子是來源於「交子之時」的說法。大年三十是舊年和新年之交，立冬是秋冬季節之交，故「交」子之時的餃子是必須要吃的。現在立冬之日，各式各樣的餃子都賣得很火。

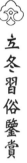

•江蘇立冬習俗

江蘇關於立冬的習俗，因地區的不同而不同，冬令進補吃膏滋（又稱煎膏、膏子，具有滋補與治療作用的中藥劑型之一）是蘇州人過立冬的老傳統。在舊時蘇州，一些大戶人家還用桂圓、紅參、核桃肉，在冬季燒湯喝，有補氣活血助陽功效。

而無錫在立冬這一天，就選擇吃團子，立冬時節恰逢秋糧上市，用新糧食做成的團子特別好吃。團子的餡有豆沙的、蘿蔔的、豬油的，尤其是用醬油做成的餡味道特別的好。

小雪

小雪防寒，也需清內火

小雪是冬季的第二個節氣，從每年11月22日或23日開始，到12月7日或8日結束。從這個節氣開始，北方開始下雪，氣溫繼續走低，東北風明顯增多。此時我國北方大部分地區的氣溫逐步達到零度以下，同時長江中下游許多地區陸續進入冬季。

雖然這段時間天氣比較寒冷，但閩南俗話說「十月小逢春」，意思是說，十月天氣有時候會像春天一樣溫暖。這種時冷時熱的天氣，人們特別是老人、兒童要注意預防感冒及冬季高發疾病。

到了冬天，經常聽周圍的人說，自己上火了，口腔潰瘍了，或者臉上來了許多不速之客。這些都是內火的表現。除了天氣原因外，也與人們的日常飲食有很大的關係。冬季是進補的季節，很多人愛吃羊肉、或各種火鍋等，這些食物也容易導致內火產生。

因此，冬季飲食應該注重清內火，多喝些熱湯，如蘿蔔湯、豆腐湯、白菜湯等，既能暖和身體，又能補充津液，特別是蘿蔔和白菜，都屬於應季蔬菜，富含維生素及多種微量元素，而且白蘿蔔能清火降氣、消食，非常適合這個節氣裡食用。

到了冬季，人們的進食量會普遍增多，殊不知，暴飲暴食會引發多種疾病，研究發現，心腦血管疾病、胃腸病、糖尿病等均與長期飽食、多食密切相關。像人們熟知的急性胰腺炎就是暴飲暴食的直接後果，搶救不及時甚至足以致命。

因此，小雪節氣前後，人們應該適當節食。特別是老年人新陳代謝緩慢，所需的營養消耗也相對減少，適當節食有助於延年益壽。

小雪時節吃紅薯，風調雨順到大暑

進入小雪以後，就意味著真正進入了寒冷的冬天，在這寒冷的冬季，餐桌上多一盤蒸熟的紅薯，那種感覺是非常美妙的，甜甜的、香香的，很溫暖的味道，令人久久不能忘懷。紅薯味道好，又有較高的營養價值和藥用價值，特別適合在寒冷的冬季食用，是養生保健的最佳食品。

民間有這樣一句諺語：小雪時節吃紅薯，風調雨順到大暑。足以看出人們喜愛紅薯的程度。我國明代著名醫學家李時珍在《本草綱目》這一巨著中也講到——「紅薯蒸、切、曬、收、充做粉食，稱作薯粉，使人長壽少疾。」

冬季人們攝入的肉食普遍較多，加上天氣寒冷，人們的運動量明顯減少，很容易出現便秘的情況。而紅薯中含有較豐富的食物纖維素，能增加人體糞便的體積，排泄功能較佳，有排毒養顏的作用，且吸水性好，紅薯可預防便秘和腸道疾病。

冬季天氣寒冷，容易導致血壓波動，從而引發心血管疾病，而紅薯最富含的營養素是黏液蛋白和豐富的鉀，可保持動脈血管壁彈性，防止心血管脂肪沉積，減少動脈粥樣硬化，是老年人冬季理想的食物。

此外，對於愛美的女性來說，紅薯中含有的胡蘿蔔素、維生素B1等多種維生素，紅薯含有維生素C和E，紅薯中的綠原酸，可抑制黑色素的產生，減少雀斑和老人斑的發生，延緩肌膚衰老，並且紅薯還是一種理想的減肥食品。

由此可見，紅薯是一種不可多得的食物，老少皆宜。說到吃紅薯，多數人都會想到街上的烤紅薯，其實除了這種吃法，紅薯還可以蒸著吃，炒著吃，做粥喝，或者做成餅，吃法多樣，味道各異。

但紅薯含有一種氧化酶，這種酶易在胃腸道裡產生大量二氧化碳氣體，使人腹脹、打嗝、放屁。其次，紅薯含糖量高，吃多了會「燒心」，吐酸水。所以胃潰瘍及胃酸過多的患者皆不宜食用。

另外，生紅薯和爛紅薯不能吃，帶有黑斑和發芽的紅薯可使人中毒，亦不可食用。吃紅薯一定要煮熟煮透，因爲紅薯中澱粉的細胞膜不經高溫破壞難以消化。再者，紅薯中的「氣化酶」不經高溫破壞，吃後會產生腸胃不適感。

小雪之後，需防抑鬱

小雪一過，天氣一天比一天冷，很多人都喜歡在被窩裡多睡一會兒，然而睡得多了，白天反倒覺得睏倦，注意力很難集中，工作效率明顯下降，脾氣也越來越不好，焦慮、煩躁困擾在人們左右。

受冬季抑鬱症影響較大的人群主要有：辦公族，體質較弱，或者是極少參加體育鍛鍊的腦力勞動者，以及在平日裡對寒冷比較敏感的人，這幾類人群比一般人更容易患上冬季抑鬱症。

在冬季抑鬱症的人群裡，青少年尤其需要重視。因爲30歲以下開始發病的抑鬱症患者，多半可能患的是雙相抑鬱。

什麼是雙相抑鬱呢?指的是患者一段時間有躁狂表現，另一段時間內又有抑鬱症狀，而且抑鬱的時間較長。躁狂時自我感覺良好、精力充沛、思維靈活，又或脾氣暴躁、愛發脾氣，抑鬱時則表現爲情緒低落、對外興趣減退、極度自卑。

由於患者出現輕度躁狂時，多表現得精力旺盛，各方面都很優秀，所以，短時間的情緒低落也很難被人們重視。而一旦被發現，往往情況已經非常嚴重了。

總之，人們可不能低估了冬季抑鬱症，看似輕微的情緒障礙，如果不能夠及時得到宣洩，或是加以疏導的話，時間長了就會積鬱成疾，很有可能導致患者出現自殺傾向，所以說做好積極的預防，還是非常有必要的。

多曬太陽是有效的方法之一。每天上午8～10點的陽光最適宜進行戶外活動，只要曬太陽30～60分鐘，人的精神狀態就會好很多。

當陰雨天或是早、晚沒有陽光的時候，儘量打開家中或辦公室中的全部照明裝置，使屋內顯得光明敞亮。人在這種光線充足的條件下進行工作和學習，可以調動情緒，增強興奮性，可以有效地減輕，甚至是消除抑鬱感。

其次，多吃一些熱量高的肉類、豆類食物。合理控制飲食時間，避免因情緒不佳而暴飲暴食，尤其不要在晚飯後攝入過多富含碳水化合物的甜食。此外，像是粗糧、麵包、香蕉、柑橘、巧克力、綠茶等都是很好的「情緒補充品」。

足是人之底，一天一次洗

雙腳處於最遠離心臟的部位，因此很容易出現血液循環方面的障礙，而且腳掌佈滿了豐富的血管和神經，與神經中樞和人體各部分臟器相關聯，因而自古就有「養樹護根，養人護腳」一說。

在寒冷的冬季，冷空氣入侵使地面溫度下降速度更快，而雙腳與地面接觸最多，因此，腳部溫度下降速度比全身其他部位更快。而腳部組織又缺少脂肪，自身保暖性能較差，毛細血管很容易發生痙攣，出現紫斑、水腫、疼痛等症狀。

現代人常坐辦公室，下班後又懶於運動，所以普遍都有足部循環不良的情況，殊不知，足部循環順暢，可有效的減輕心臟壓力，減少高血壓、心臟病，及中風等高危險疾病的發生。

所以，每晚上床睡覺前，都要好好的養護一下雙腳，熱水泡腳就是不錯的，人們應該把它養成習慣，持之以恆，方能取得較好的健身效果。

熱水泡腳不同於腳丫髒了洗腳那麼簡單，說得專業點，那就足療，這裡面講究可多了。下面我們就細細講一講睡前如何泡腳的問題。

•挑選泡腳盆

泡腳最好是選用木桶，如果沒有木桶可以買高一些、大一些的塑膠桶代替，不能因桶小而斜放雙腳，要使雙腳能舒適平放在桶底，才不至於抽筋。

•泡腳的水溫

泡腳的溫度是很講究的，不可過高，也不可過低，水溫一般保持在40度左右。

很多人對泡腳的溫度不是很講究，甚至認爲水溫越高越好，其實不然，水溫太高一方面會引起血管過度擴張，使體內血液更多地、快速地流向下肢，容易引起心、腦、腎臟等重要器官供血不足，特別對患有心腦血管疾病者更爲不利。

另外一方面，水溫太高，容易破壞足部皮膚表面的皮脂膜，一旦它被破壞就會使角質層乾燥甚至皸裂，腳部容易出現裂口和乾燥。

•水位的深度

我們選泡腳盆的目地也是爲這個打個基礎，泡腳時，水的深度要浸到小腿部，因爲只有達到了這個深度，才能充分擴張腿部的血管，才能使腳部得到徹底的休息和放鬆。

•泡腳的時間

泡腳時間不是越長越好，一般以半小時爲宜。一旦時間過長，就會增加心臟負擔，誘發心血管疾病。除此以外，由於泡腳時會讓更多的血液會湧向下肢，體質虛弱者如長時間泡腳，易因腦部供血不足而出現頭暈症狀，嚴重者甚至發生昏厥。

●泡後按摩

足是人之根，足部有重要治療價值的反射區就有75個之多，常做腳底按摩，能有效地緩和身體疲勞和緊張，增強精力，對改善睡眠狀況更是一大法寶。

特別是腳心上有個湧泉穴，常常按摩這個穴位，對人體有著滋陰補腎、頤養五臟六腑的功效。所以，每晚用熱水泡完腳後，將一條腿屈膝抬起放在另一條腿上，膝心斜向內側，按摩左腳心時用右手，按摩右腳時用左手，輪換按摩，直到局部發熱爲止。

每晚用熱水泡腳，可以給工作了一天的各個臟器送去最實在的關懷，泡腳後人不僅會睡得很香，還可以提高免疫力。所以，經常用熱水泡腳，能刺激足部穴位，增強血脈運行、調理體內臟腑、舒通經絡、增強新陳代謝，從而達到強身健體的目的。

小雪習俗鑒賞

「小雪」是反映天氣現象的節令。雪小，地面上又無積雪，這正是「小雪」這個節氣的原本之意。它表示降雪的起始時間和程度，小雪和雨水、穀雨等節氣一樣，都是直接反映降水的節氣。在這一天，民間有醃臘肉、吃糍粑的習俗。

•醃臘肉

小雪以後，氣溫開始急遽下降，天氣變得非常乾燥，這也正是加工臘肉的好時候。在小雪節氣後，一些農家便開始動手做香腸、臘肉，等到春節時正好享受美食。

•吃糍粑

在南方某些地方，還有著農曆十月吃糍粑的習俗。古時候，糍粑是南方地區傳統的節日祭品，最早是農民用來祭牛神的一種供品。有俗語「十月朝，糍粑祿祿燒」，就是指的祭祀事件。

大雪

大雪補得好，一年不受寒

大雪為每年12月7日或8日，與上一個節氣「小雪」相比較起來，「大雪」是更加嚴寒的節氣。這時我國大部分地區最低溫度都降到了零度或以下。往往在強冷空氣前沿冷暖空氣交鋒地區，會降下大雪，甚至暴雪。降雪的來臨，對冬季養生非常有益，大雪以後更多的降雪可以淨化空氣，提高空氣的品質，防止傳染病的流行。

民間有句俗語說：「大雪補得好，一年不受寒。」人們經過了春、夏、秋近一年的消耗，臟腑的陰陽氣血會有所偏衰，合理進補既可及時補充氣血津液，抵禦嚴寒侵襲，又能使來年少生疾病。

那麼，大雪季節該如何進補呢？是不是吃營養價值高的食物就是進補呢？當然不是，我國中醫在治病的時候，講究對症治療。同樣的道理，進補也應該因人、因時、因地而異，才能眞正達到養生保健的目的。

說到進補，人們還存在這樣一個誤區，很多人認爲進補就是食補，其實進補的內容是非常豐富的，食補只是一個方面，藥補、酒補、神補都是進補的範疇。但大雪進補的總體原則是以溫補爲宜。

●食補

大雪食補以補陽爲主，但不能千篇一律，應該根據自身陰陽氣血的偏盛、偏衰，結合食物的屬性進行選擇。陰虛之人與陽虛之人的食補是不同的。

陽虛的人：主要表現爲面色蒼白、怕冷、神疲乏力等，這類人群應食用溫熱、熟軟的食物，比如：大棗、淮山、桂圓肉、南瓜、韭菜、栗子、雞肉、豆類等，忌食黏乾硬生冷的食物。

陰虛的人：是指精、血、津液虧耗，主要表現爲面紅上火、口腔咽喉乾燥，乾咳，皮膚乾燥、毛髮乾枯等。這類人群宜防燥護陰，滋腎潤肺，應選擇一些柔軟甘潤食物，如牛奶、雞蛋、魚肉、芝麻、蜂蜜、百合等；忌食燥熱食品，比如辣椒、胡椒、茴香、蔥、蒜等，以免化熱傷陰。

•酒補

酒爲百藥之首，大雪時節，天氣寒冷，人們常常用喝酒來禦寒，適度喝酒具有保健功效，可以溫通血脈，促進血液運行，抵禦寒氣。

目前市場上出售的藥酒很受人們青睞，根據所浸製的藥物不同，可分爲兩類：一類是以治療爲目的，其作用是祛風散寒、養血活血和舒筋通絡，如跌打損傷酒、風濕骨痛酒等。

選用藥酒滋補身體，不僅需要了解酒類的功效，還應該根據個人體質來選擇，如老年人，多見氣血虛弱，宜選擇氣血雙補的滋補酒；神疲倦怠、心悸失眠者，可選用安神補心的滋補酒。

•神補

神補是指注意精神調攝，保持積極向上、樂觀的正向心態。中醫認爲，穩定的精神、情緒，對臟腑氣血功能而言，能起到良好的作用，而神志反常、喜怒無度、思慮太過則反而會傷神。

冬季神補應注意順應冬季收藏的特點，通過經常閉目養神，讓大腦得到充分的休息和淨化；日常生活中，不要計較雞毛蒜皮的小事，不參與無原則性的爭執；經常寬慰自己，和朋友、家人結伴到郊外登高望遠，使心境變得開闊、寬容大度。

•藥補

老年人或者是身體比較虛弱的人，在進行神補、食補的同時，也可以用藥物來進補。大雪節氣常用的補藥有人參、黃芪、阿膠、冬蟲夏草、枸杞等，這些補物都可以和肉類一起做成藥膳食用。

常開窗通風，健腦提神

有人曾經做過這樣一個實驗：一個10平方米（約3坪的）的房間裡，如果門窗緊閉，有三個人在室內看書，3小時後，房間內二氧化碳可增加3倍，細菌增加2倍，灰塵增加9倍，還發現其他物質20餘種。

從這個實驗中，我們可以發現，經常待在封閉空間裡，不注意通風換氣，室內空氣不能及時更換，會使空氣品質明顯下降，氧氣的含量逐漸減少，久而久之，就會引發呼吸道疾病和「缺氧綜合症」。

冬季開窗通風是提高室內空氣清潔度最簡單經濟有效的方法，也能在一定程度上減少呼吸道疾病和缺氧綜合症的發生。不過，由於冬季天氣寒冷，人們開窗通風也要講究一些技巧，尤其應該注意以下問題：

●開窗次數不宜過多

最好在每天的早、中、晚開窗通風3次，每次以15分鐘左右爲宜。由於冬季天氣比較冷，開窗次數不宜過多，因爲冬季頻繁開窗會使室溫降低，老人和孩子容易生病。

●不宜過早開窗

如果你居住的環境離馬路比較近，車流量也比較大，清晨是不宜過早開窗的。因爲清晨6點左右，污染物的濃度依然很高，而清晨溫度又偏低，氣壓高，空氣中微小沙塵、不良氣體等都被大氣壓力壓到地面附近，很難向高空散發，此時開窗猶如吸毒，應將開窗的時間適當向後延遲。

●睡前應開窗

每晚在臨睡前開窗半個小時，使室外的清新空氣與室內汙濁空氣進行充分地交換，這樣做有助於提高睡眠品質。睡前開窗通風固然重要，不過，需要注意的是，不可在睡眠的過程中開窗，睡覺時最好關上窗戶。一方面，關窗可以有效地降低噪音，改善睡眠品質。另一方面，可以避免人體在睡眠中遭受風寒。

●開窗時間的選擇

冬季不同於夏季，可以全程開窗睡覺，在寒冷的冬季，適當開窗即可。那麼，如何選擇開窗的時間呢？這要取決於房間大小和室外的溫度。

如果房間較小、室外有風或較寒冷的情況下，開窗時間應短一些；若房間較大、室外無風或較暖和，開窗時間應相對長一些。以二十坪大的房間爲例，在無風或微風的條件下開窗20分鐘就可使致病微生物減少約60%。

「大雪」飄然到，吃點山楂好

按照我國民間傳統，大雪一到，雨雪就會明顯增多，氣溫非常低。在這寒冷的季節，人們的胃口總是不錯，以增加飲食來抵禦寒冷。此時人們往往過多關注口腹之欲，而忽視了對身體的調養。

冬季，人們常常大快朵頤，難免會加重腸胃負擔，那該怎麼辦呢？不妨吃些山楂，山楂性微溫，味酸甘，有很好的健胃消食作用，尤其是對消肉食積滯作用明顯，冬天人們飲食普遍比較肥膩，容易造成消化不良，而適當吃些山楂，正好可以解決這個問題。

另外，山楂中果膠含量居所有水果之首，果膠能吸附腸道細菌和毒素，起到清腸排毒的作用，促進腸道蠕動，緩解便秘的情況，可以有效地起到潤腸通便的作用。

對於心血管患者來說，吃山楂具有一定的食療作用，山楂富含糊蘿蔔素、山楂素等三萜類烯酸和黃酮類有益成分，能舒張血管、加強和調節心肌，降低血壓和血清膽固醇，冬季是心腦血管疾病的高發期，適當吃些山楂可以有效降低發病率。

既然冬季吃山楂有這麼多益處，那是不是多多益善呢？有些父母喜歡把山楂當零食給孩子吃，以為這樣可以開胃助消化。其實過量進食山楂並不會有更多的好處，反而對身體有害。

山楂中含有較多的糖和澱粉，經消化吸收後使小兒血糖保持在較高的水準，如果這種較高血糖維持到吃飯時間，則使孩子沒有饑餓感，影響進食。因此，飯前飯後少量吃幾片山楂，可增加孩子食欲，幫助消化，但不可當零食過量食用。

還有，最好不要空腹吃山楂，而且不是所有的人都適合吃山楂，病後體虛以及孕婦就不宜多吃這個。山楂也不能跟人參，還有維生素K，碳酸氫鈉一些鹼性的東西同用，動物肝臟裡含有鐵、鋅，這些化學物質在山楂的酸性當中也容易起反應，影響吸收。

說到山楂，我們當然要說說如何吃才能最大地發揮它的價值，最佳的食用方法是生吃，有消除體內脂肪、減少脂肪吸收的功效，減肥的人可以多吃。

用山楂做湯或茶，適合胃口不好的人群，最好搭配決明子，能起到降低血脂的作用。下面就給大家介紹幾款山楂湯、山楂茶的做法。

山楂湯：山楂500克，白糖100克。清洗山楂，去蒂、籽用水煮，山楂爛熟放入白糖，飲其湯。

健美消脂茶：山楂20克，澤瀉、萊菔子、麥芽、茶葉、藿香、赤大豆、雲茯苓、草決明、陳皮、六神麯、夏枯草各7克。將以上各味入砂鍋中加水煎熬，濾汁飲用，爲一日量。

山楂銀菊飲：山楂、銀花、菊花各10克。將山楂拍碎，與銀花、菊花共同放入杯中代茶沖飲，爲一日量。

山楂橘皮飲：生山楂、橘皮、荷葉各20克，生薏苡仁10克。將以上幾味共研細末，入暖水瓶中用沸水沖泡，當日飲完。

冬吃羊肉賽人參，保暖驅寒又防病

千百年來，羊肉一直是中華民族餐桌上不可或缺的美食。從中醫營養學的角度看，羊肉味甘性溫，有補腎壯陽的作用，歷來被視爲補陽佳品。尤其是到了冬季，人們喜歡食用的火鍋中，更是少不了羊肉的身影。

《隨息居飲食譜》中道：「羊肉暖中補氣，滋營。禦風寒，生肌健力。」寒冬常吃羊肉可益氣補虛，促進血液循環，增強禦寒能力，還可以增加消化酶，起到開胃健脾、幫助消化的作用。

不過，羊肉屬大熱之品，所以，凡有發熱、牙痛、口舌生瘡、咳吐、黃痰等上火症狀的人都不宜食用。另外，患有高血壓、肝病、急性腸炎，或其他感染性疾病的病人，也不宜食用。總之，冬季食用羊肉是非常講究的，如何食用營養價值更高，怎樣避免食用不當給身體造成傷害，這些都是應該考慮的問題。

• 如何吃最營養

羊肉的吃法有很多，其中燉吃最營養，羊肉經燉製後，更加熟爛、鮮嫩，易於消化。煮過肉的湯是最滋補的，如果在燉的時候加上合適的中藥，或營養上能起到互補作用的食品，滋補作用更好。如枸杞羊肉湯、羊肉蘿蔔湯、羊肉豆腐湯、黃芪羊肉湯等。

• 如何搭配防上火

羊肉性溫熱，常吃易上火。所以吃羊肉時最好搭配涼性和甘平性的蔬菜，以防止上火。涼性蔬菜有冬瓜、絲瓜、白菜、金針菇、蘑菇、筍等；吃羊肉時最好再搭配點豆腐，不僅能補充多種微量元素，還能起到清熱瀉火、除煩、止渴的作用；而羊肉和蘿蔔搭配，則能充分發揮蘿蔔性涼，可消積滯、化痰熱的作用。

• 吃羊肉有哪些禁忌

（1）羊肉不宜與醋、南瓜及茶一同食用　《本草綱目》中記載「羊肉同醋食傷人心」。羊肉大熱，醋性甘溫，與酒性相近，兩物同煮，易生火動血。因此，羊肉湯中不宜加醋。羊肉中含有豐富的蛋白質，而茶葉中含有較多的鞣酸，兩者同時飲用，會產生一種叫鞣酸蛋白質的物質，易引發便秘；若與南瓜同食，易導致黃疸和腳氣病。

（2）**羊肉忌用銅器烹飪**　《本草綱目》中記載：「羊肉以銅器煮之：男子損陽，女子暴下物；性之異如此，不可不知。」這其中的道理是：銅遇酸或鹼並在高熱狀態下，可起化學變化而生成銅鹽。羊肉爲高蛋白食物，兩者共煮時，會產生有毒物質，危害人體健康，因此不宜用銅鍋烹製羊肉。

（3）**涮羊肉時間不宜過短**　涮羊肉能夠較好地保存羊肉中的活性營養成分，但涮羊肉時，時間不宜過短，否則不能完全殺死肉片中的細菌和寄生蟲蟲卵。火鍋湯中溫度要高，最好是一直處於沸騰狀態下。

（4）**涮羊肉的湯不喝爲好**　有人認爲涮羊肉的湯營養豐富，其實不然，吃涮羊肉一般要一個小時以上，這期間配料、沒撈出來的羊肉等很多物質在高溫中長時間混合煮沸，彼此間會發生化學反應。這些食品反應後產生的物質，會對身體造成一定的傷害。

大雪習俗鑒賞

大雪爲每年的12月6日～8日，降雪天數和降雪量比小雪節氣增多，地面漸有積雪。大雪節氣是非常寒冷的季節，在這一天，人們會適當地進補來防寒保暖。

●吃湯圓

大雪吃湯圓，是我國的傳統習俗，在江南特別盛行，民間有著「吃了湯圓大一歲」的說法。清朝記載，江南人用糯米粉做成糰子，裡面包上精肉、蘋果、豆沙、蘿蔔絲等，做好以後可以用來祭祖，也可以用來互贈親朋。

●捏凍耳朵

吃「捏凍耳朵」是河南人吃餃子的俗稱。據說，這是不忘「醫聖」張仲景「祛寒嬌耳湯」之恩。相傳，南陽醫聖張仲景在告老還鄉之時正值大雪紛飛的冬天，他看見南陽白河兩岸的鄉親衣不遮體，有不少人的耳朵已經被凍爛了，心裡非常難過，就吩咐他的弟子用麵皮裹陷（羊肉、辣椒和一些驅寒藥材）包成像耳朵的樣子，做成一種叫「驅寒嬌耳湯」的藥物，施捨給百姓吃。後來，每逢大雪人們便模仿做著吃，因此就形成了「捏凍耳朵」這種習俗。以後人們稱它爲「餃子」。

冬至

動靜結合，避免陽氣受損

冬至爲每年陽曆的12月21日至23日之間，這一天是北半球全年中白天最短、夜晚最長的一天。從冬至這一天起，就進入了數九寒天。

寒冷冬季，有人喜歡參加戶外運動，有人喜歡宅在家裡，不同的生活方式，使人們對抗疾病的能力也有所不同。冬季堅持體育鍛鍊的人，身體適應寒冷刺激的能力較強，不容易生病。而經常宅在家裡的人就不同了，俗話說得很好：「冬天動一動，少鬧一場病；冬天懶一懶，多喝藥一碗。」

「流水不腐，戶樞不蠹，」人只要堅持運動，生命才會長久，尤其是在寒冷的冬季，運動可以增強人們抵抗疾病的能力。那麼，冬季該如何進行運動呢？根據中醫「天

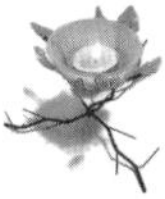

人合一」的理論，冬季主藏，要「藏精氣而不外泄」，人雖然不需要冬眠，但也要根據不同的節氣進行活動。

《黃帝內經》中說：「冬三月，此謂閉藏，水冰地拆，無憂乎陽，早臥晚起，必待日光。」這段話的意思是說，冬季天氣寒冷，草木凋零，是萬物生機潛伏閉藏的季節，冬季正是人體養藏的最好時機，應注意保護陽氣，養精蓄銳，早睡晚起，以待日光。

以上是冬季養生的基本原則，人們任何活動都應該遵守這個原則，運動健身也是一樣的道理。冬季的早晨，在公園裡，我們經常可以看到一些老年朋友，天剛矇矇亮，就起來健身。很多老人認爲，健身就應該趁早。

其實，這種做法是不可取的，冬季的早晨寒氣比較大，是一天中溫度最低的時候，此時也是人體陽氣比較弱的時候，外出鍛鍊，很容易被風邪所傷。我們知道，冬季應該保護好陽氣，所以，早晨鍛鍊必須「以待日光」，等太陽出來的時候，再進行鍛鍊，也就是冬季晨練宜遲不宜早。

冬季是一個寒冷的季節，在健身項目選擇上也應該有別於其他季節，因爲冬季氣溫低，體表血管遇冷收縮，血流緩慢，肌肉的黏滯性增高，韌帶的彈性和關節的靈活性降低，極易發生運動損傷。

冬季健身前，應做好充分準備活動，以調動肌體各部分機能活動，提高中樞神經系統的興奮性和反應能力。運動項目的選擇上，也不宜選擇高強度的體育鍛鍊，以避免損傷人體的陽氣，應選擇進行太極拳、瑜伽等動靜結合的運動比較好。

火鍋雖好，需防疾病

一陣陣寒潮襲來，湯汁鼎沸的火鍋就顯得格外誘人了。新鮮的食材、鮮美的湯汁，以及熱氣騰騰的氛圍，讓這種吃過後暖心、暖胃的火鍋，成爲寒冷冬季最誘人的美食選擇。

火鍋的種類有很多，比如魚頭鍋、海鮮鍋、牛肉鍋、羊肉鍋、麻辣鍋等，眞所謂是應有盡有，讓人們大飽口福，可是你知道嗎？在你大快朵頤地享受美味的同時，一些潛在的疾病，也許正在慢慢向你走來，但你是否注意到了呢？

痛風就是其中的一種，海鮮、動物內臟、蘑菇和酒都是引起痛風病的罪魁禍首，而這些又是吃火鍋時不可或缺的食材，海鮮、肉類、動物內臟、蘑菇、酒、濃茶和咖啡含嘌呤較多，如果過多的嘌呤不能排出體外，尿酸就會在血液中沉積，痛風病就是因此而引起的。

因此，人們應該節制富含嘌呤食物的攝入，還有一些人認爲不吃肉只喝湯情況會好

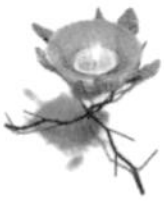

一些，其實不然，嘌呤能夠充分脫落到久燉的湯中，所以痛風病往往在各種鍋、煲類菜餚熱賣的季節高發。

中國人在進餐時習慣趁熱吃，吃火鍋更是如此，而這種吃法往往會引起口腔疾病。因爲火鍋濃湯溫度可高達120℃，取出即吃很容易燙傷口腔、舌部、食道及胃黏膜。一些原本就有復發性口瘡的人，吃火鍋後更容易發生口瘡，或原有口腔黏膜炎症出現加重症狀。如此反覆，還會誘發食道癌變。所以，吃火鍋千萬不可心急。

還有些人在吃火鍋時，貪圖肉菜鮮嫩而不等火鍋燒開就吃，極易引起腹瀉、腸道寄生蟲病和肝炎等消化道疾病。吃火鍋的時候一定要將肉切薄、多燙一會兒，蔬菜要多沖洗，然後，根據食物性質分批入鍋，邊放邊煮，燒開再吃，水產品更應在開水中煮15分鐘以上方能進食。除了注意以上幾個方面外，冬季吃火鍋時，還應該注意以下禁忌：

●忌在銅製的火鍋停用一段時間後立即使用

因爲銅製火鍋停用一段時間後，鍋表面會與水和氧發生化學反應，生成銅銹，這就是鹼式醋酸銅或硫酸銅。這兩種化學物質具有毒性，如使用前不能徹底擦掉，銅銹就會溶解在食物中，食用後引起中毒，出現噁心、嘔吐等症狀。所以，在使用銅製火鍋前一定要用布浸蘸食醋，再加點鹽擦拭，把銅銹徹底刷洗乾淨後再用。

•鍋內過夜菜湯不能吃

菜湯能與金屬製造的火鍋發生化學反應，不僅影響火鍋使用壽命，而且產生的化學物質溶解在菜湯中會導致人體中毒。如鋁質火鍋與菜湯作用生成的鋁化物，能抑制人體對磷的吸收，阻礙人體骨骼、牙齒的生長發育，和新陳代謝等。

•忌吃得過辣

有些人吃火鍋時辣椒、蒜、蔥等調料放得太多，會對胃黏膜造成一定損害。特別是患有肺結核、痔瘡、胃炎，及十二指腸潰瘍病的人，更應該少吃。

寒冷時節，喝湯有講究

冬季天寒地凍，陰氣盛陽氣衰，所以，冬天是進補的時節，那麼，該進補什麼好呢？湯是必不可少的。有些人認爲，天冷人不出汗，熱量散發少，因此，就沒有必要喝湯。

其實，這是一個誤解，湯不僅夏天要喝，冬天也要喝，冬季喝湯不僅利於消化吸收，更能養身健身。我們知道，冬季氣候寒冷，人最容易患感冒，多喝湯是防治感冒最有效的方法。

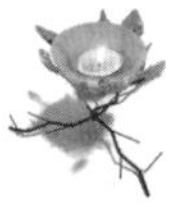

比如，雞湯、魚湯、菜湯可使人體獲得充足的營養，具有增強人體抵抗力和淨化血液的作用，及時清除呼吸道的病毒，有效地抵禦感冒病毒的發生。

冬季天氣寒冷，吃飯時，喝上一碗熱乎乎的湯品，既能驅趕嚴寒，又是一種美味享受，不過，做湯時切不可破壞湯的營養，否則會影響健康的。

首先，掌握燉湯的火候。很多人都誤以爲，湯燉的時間越長越好，燉的越濃越好，其實不是的。一般來說，魚湯、骨頭湯燒到發白就可停火食用，再繼續燉就會破壞其營養，所謂湯燉的時間越長越濃，是湯中的水分蒸發了的緣故，並非營養豐富的表現。

其次，注意湯的涼熱。大家都知道太冷的湯不宜喝，那麼喝太熱的湯是不是就好呢？當然不是，太燙的熱湯和熱飯一樣，容易燙傷食道，也很容易致癌。

再次，吃剩的湯不能反覆加熱。

不僅做湯有講究，喝湯也是很有講究的，一日有三餐，那麼早、中、晚哪一餐更適合喝湯呢？在一日三餐中，午餐時喝湯吸收的熱量最少，所以午餐最適合喝湯。

在早上，絕大多數人都沒有喝湯的習慣，多數人會選擇稀粥，所以根本都不需要用湯來作潤滑了，而在晚上，離睡覺的時間很近，喝湯易造成食物堆積在體內。

因此，喝湯最好的時間宜在中午，而晚餐就盡可能的不要喝太多的湯，不然因爲快速吸收的營養堆積在體內，很容易導致肥胖。

有句俗話說得很好：「飯前喝湯，苗條又健康；飯後喝湯，長得像糧倉」，這聽起來好像不是很順耳，特點是後半句，形容的是不是有點誇張了呢？不過，這裡面確實蘊含了一定的道理。

飯前先喝幾口湯，有利於食物稀釋和攪拌，促進消化、吸收。最重要的一點，飯前喝湯可使胃內食物充分貼近胃壁，增強飽腹感，從而降低人對食物的需求量，這樣就可以很好、很輕鬆地做到控制食欲的效果，而飯後喝湯反而容易造成營養過剩。

還有就是把握喝湯的速度，不能喝得過快，就和你快速進食其他食物是一樣的道理，等你意識到飽了的時候，可能攝入的湯已經很自私地完全佔據了所有空間，你就沒辦法再享用其他的美味菜餚，只能眼睜睜地看著一桌子的美味過過乾癮，所以我們在喝湯的時候一定要注意限速，爲一會兒的美味留一點空間。

冬至進補，吃點堅果

寒冷的冬季，各種堅果紛紛登場，雖然無一例外都被厚厚的果殼包裹，但無論是核桃還是榛果，堅果果仁的噴香味道和爽脆的口感，總是讓人們難以抗拒，不僅味美，堅果還富含豐富的營養，是休閒保健兩相宜的食品。

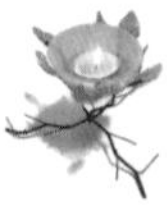

冬季吃堅果，不僅是因爲此時是堅果上市的季節，而且從營養保健角度來說，冬季也是吃堅果的最好季節。堅果性味偏溫熱，在其他季節吃容易上火，冬天吃就不存在這個問題。堅果大多有補腎健腦、強心健體的作用，而冬季對應的是腎臟，所以冬季進補多吃堅果很有好處。冬季吃堅果還有一個很重要的作用就是禦寒，增強體質。

那麼，冬季吃什麼堅果比較好呢？總體來說，冬季各種堅果都應該適當地吃一點，其中榛果、核桃、杏仁，和腰果是所有堅果中的佼佼者，被譽爲「世界四大堅果」，當然不能不吃。

●榛果

在「世界四大堅果」中，榛果食用歷史最悠久，營養價值也最高，有「堅果之王」的稱號。榛果中不飽和脂肪酸和蛋白質含量非常豐富，雖然榛果富含油脂，但對健康非常有益，有助於降血壓、降血脂、保護視力，體內吸收，對體弱、病後虛弱、容易饑餓的人，都有很好的補養作用。

榛果還有天然香氣，在口中越嚼越香，是不錯的開胃零食。但榛果性質偏溫熱，吃多了易容易上火。也可以將榛果熬粥食用，將榛果、蓮子、粳米放在一起，煮成「榛蓮粥」，口感好，營養也豐富。

•核桃

冬季吃點核桃，對於老年朋友來說，是不錯的小零食，尤其是患有心血管疾病和哮喘疾病的患者。核桃中含有精氨酸、油酸、抗氧化物質等對保護心血管，預防冠心病、中風等疾病大有裨益。此外，核桃仁的鎮咳平喘作用十分明顯，對慢性氣管炎和哮喘病患者療效極佳。

核桃性質偏溫，能補血、養陰、補元氣，適合體質虛弱、氣虛血虛的人食用，是很好的滋補品，但不能一次吃得太多，否則會影響消化。

吃核桃最滋補的方法就是將核桃與紅棗、黑芝麻、阿膠、冰糖同煮，文火熬至成膏狀，食用有活血化瘀、補血補氣的功效。提醒大家一點，吃核桃仁的時候，千萬不要把表面的褐色皮剝掉，否則會損失掉一部分的營養。

•杏仁

和其他堅果比起來，杏仁最大的不同爲它屬於性涼之果，適合在乾燥的秋冬季節食用。杏仁向來備受女性的青睞，它除了含有豐富的不飽和脂肪酸外，還含有豐富的維生素C和E，總之，杏仁的美容作用是不言而喻的。

並且杏仁中的微量元素如磷、鈣、鐵等人體不可缺少的微量元素含量也相當可觀。

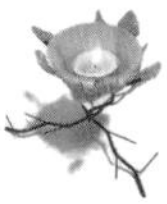

這些營養素的共同作用，能夠有效降低心臟病的發病危險。

食用杏仁時，通常會和其他食品一起食用，用杏仁和大米一起熬粥，具有養心安神的功效，失眠的朋友可以多吃一些。還有杏仁粉蒸肉，用杏仁粉代替粉蒸肉中的蒸肉粉，再加料酒、醬油和鹽，放在蒸鍋上蒸，有清肺化痰、潤腸通便的功效。

杏仁是老少皆宜的食品，在食用上，沒有太多限制。一般來說，每週進食2次杏仁，每次30克左右即可，長期食用就能在一定程度上減少心臟病的發病機率。

●腰果

在《本草拾遺》中記載：腰果仁潤肺、去煩、除痰。此外，腰果還可以健脾，脾胃不佳的朋友，常吃會有不錯的保健功效。

不過，與榛果、核桃、杏仁等其他堅果相比，腰果的含糖量和對人體不利的飽和脂肪酸含量要稍高一些，因此，應避免吃得太多，尤其是肥胖及糖尿病患者。

此外，腰果吃多了容易引起過敏，所以過敏體質的人要小心食用。

堅果營養豐富，味道獨特，適合在冬季食用，有一點要提醒大家的是，堅果最好熟吃，因爲生堅果一般會含有較多量的植物酸，其中一種叫單寧的植物酸，人吃多了會嘔吐、胃脹、食欲減退，甚至呼吸急迫等不良反應，而炒熟的堅果，植物酸含量會大大降低，吃起來更安全。

冬至習俗鑒賞

冬至是中國農曆中一個非常重要的節氣，也是中華民族的一個傳統節日，冬至俗稱「冬節」、「長至節」、「亞歲」等。在這一天，中國北方大部分地區在這一天還有吃餃子、南方吃湯圓的習俗。

●九九消寒圖

從冬至這一天起，就進入了數九寒天。古人認爲到了冬至白晝一天比一天長，陽氣上升，是個吉日。因此值得慶賀。古時民間保留有塗畫「九九消寒圖」的習俗，形式多種多樣。

九九消寒圖是一幅雙鉤描紅書法，上有繁體的「庭前垂柳珍重待春風」九字，每字九劃，一共八十一劃，從冬至開始，每天按照筆劃順序塡充一個筆劃，每過一九塡好一個字，直到九九之後，一幅九九消寒圖才算完成。

每天塡充筆劃的顏色也是有所不同的，這主要取決於天氣情況，晴爲紅；陰爲藍；雨爲綠；風爲黃；落雪塡白。此外，還有採用圖畫版的九九消寒圖，又稱作「雅圖」，是在白紙上繪製九枝寒梅，每枝九朵，一枝對應一九，一朵對應一天，每天根據天氣實況，用特定的顏色塡充梅花。

直到今天，民間還流行數九歌：「一九二九不出手，三九四九冰上走，五九六九沿河看柳，七九河開，八九雁來，九九耕牛遍地走。」人們會扳著指頭算入九多少天了。

●長沙人冬至習俗

長沙俗謂「冬至大如年」，冬至前一天叫「小至」，小至之夜，舊有全家團圓聚晚宴，叫「二除夜」或「冬除」；有的晚宴上吃餛飩，餛飩與「渾沌」諧音，寓意爲冬至是開天闢地的紀念日，取「渾沌初開，乾坤始奠」之說。

冬至又稱「冬節」，長沙舊有聚族人於宗祠祭祖的習俗，屆時殺豬宰羊，大辦「冬至酒」。舉行祭祀儀式時，年長者不惜遠道跋涉回鄉，入祠祭祖。吃冬至酒因男尊女卑陋習，只能男性參加，婦女是不得參加的。已婚婦女會在白天回娘家，夜晚趕回婆家。

長沙城鄉居民習慣在冬至前後醃製臘魚臘肉，將魚肉用鹽醃四五天後晾乾，然後用木屑、穀殼、橘皮、花生殼燻烤，或掛柴灶上熏煙，至其色金紅，叫「冬臘肉」，可貯留到第二年夏日不腐。冬至日做黴豆腐（即豆腐乳），俗稱「貓乳」，爲長沙地方特產之一。

●銀川人冬至習俗

銀川有個習俗，冬至這一天喝粉湯、吃羊肉粉湯餃子。銀川老百姓冬至這一天給羊肉粉湯起了個古怪的名字——「頭腦」。

五更天的時候，人們就早早地忙活起來，把松山上的紫蘑菇洗淨、熬湯，熬好後將蘑菇撈出；羊肉丁下鍋烹炒，水汽炒乾後放薑、蔥、蒜、辣椒翻炒，入味後將切好的蘑菇加在肉丁上再炒一下，然後用醋一醃，再放入調味粉、精鹽、醬油；肉爛以後放木耳、金針略炒，將清好的蘑菇東加入，湯滾開後放進切好的粉塊、泡好的粉條，再加入韭黃、蒜苗、香菜，這樣一鍋羊肉粉湯就做好了。

小寒

小寒跑一跑，疾病早逃跑

小寒在每年的1月5～7日之間，小寒標誌著開始進入一年中最寒冷的日子，「小寒」一過，就進入「出門冰上走」的三九天。這個時候也正是人們加強身體鍛鍊、提高身體素質的大好時機。

冬季跑步雖好，但並非人人適合這項運動。因爲冬季天氣寒冷，體能消耗較大，進行跑步運動前，應先考慮自己的身體狀況，有心臟病、高血壓、貧血等心血管疾病及部分內臟器官疾病，是不宜進行此項運動的。

對於體質較好的人群來說，冬季跑步是非常不錯的運動項目。不過，冬季跑步不同於其他季節，應該注意科學健身。

●晚上跑步最好

從運動醫學的角度來看，晚上跑步更科學。早晨人體各臟器的運轉仍處於較低水準，這時候鍛鍊，對於心血管功能較脆弱的人來說是較危險的。而人體活動能力在晚上被充分開發出來，這時候跑步身體更容易適應運動節奏。

另外，晚上適度運動產生的輕微疲勞感，需要香甜的睡眠來解除，這就使運動後的睡眠品質得到明顯改善，所以，只要掌握好運動強度，晚上跑步會讓人睡得更香。

●循序漸進的運動

冬季氣溫低，四肢受冷僵硬，皮膚彈性減弱。若從安靜狀態下突然進行運動，容易出現呼吸困難、心慌、動作失調等現象，導致傷病。

因此，在進行跑步運動前，一定要進行充分熱身活動，從輕微到逐漸加大、加強，使肌肉、韌帶力量和彈性增大，從而擴大關節活動範圍，使呼吸加深、加快。直到全身有微熱並有靈活的感覺之後，再進行跑步。

●呼吸方法得當

冬季天氣寒冷乾燥，風沙大，這樣的空氣容易造成咽喉部不適，跑步時，把握呼吸方法得當，是非常重要的。冬季跑步不要大口呼吸，應採用鼻腔或口鼻混合呼吸方法，減輕寒冷空氣對呼吸道不良的刺激。

● 防止凍傷

在低溫條件下，裸露的皮膚會被凍傷，冬季跑步應根據天氣情況來增減衣服，對暴露在外的手、臉、鼻和耳朵等部位，應注意特別保護。最好在外露部位抹上適量的防凍膏、抗寒霜和油脂等，以防皮膚凍傷。

冬季跑步鍛鍊對增強人們體質有著不可估量的作用，但是冬季跑步應根據天氣情況和自己的身體狀況來合理安排運動量，跑步應循序漸進、量力而行；大風、大霧的天氣不宜在戶外鍛鍊。此外，在大雪天，考慮的路面因素，喜歡跑步的人可改穿防滑的跑鞋，並將步速放慢，以防止摔倒。

背宜常暖，胸宜常護

大家知道「負日之暄」這個成語故事嗎？說的是宋國有個一生耕作於田野的老人，家境貧寒，只靠粗麻之衣過冬，太陽出來時，就跑到屋外曬太陽。他見少識淺，曝曬的溫暖舒適，使他不知天下還有綿纊狐貉。他對老伴說：「負日之暄，人莫知者，以獻吾君，將有重賞。」

這個故事雖說的是老農孤陋寡聞，但是經常保持背部溫暖，確是養生的重要一法——背宜常暖。從經絡學角度看，背是足太陽膀胱經和督脈經過的部位，五臟俞穴都彙聚在背部，背部寒暖與臟腑功能有直接的關係。

首先，平時穿衣要注意背部保暖，隨季節和氣溫的變化及時增減衣物。其次，冬季天氣暖和的時候，多曬太陽，避風曬背，能暖背通陽，增進健康；最後，注意避風寒，背爲五臟俞穴所匯，天熱出汗腠理開泄時，如果被寒風侵襲，就容易引發疾病。

除了注意背部保暖外，人們也可以經常擦背、捶背，以保健，擦背、捶背是常見的背部保健方法，需要在家人的說明下進行。

擦背：操作者五指併攏，用手指及掌在背部正中及脊柱兩側上下揉擦。開始時間不宜過長，然後逐漸延長時間，以皮膚發熱爲度。可在每天晨起和睡前各做一次，用力不可過猛。

捶背：操作者手呈半握拳狀，用掌根、掌側拍打背部，力量要均勻、緩和，以能耐受並感到舒適爲度。每分鐘可拍打60次，每次10分鐘左右，每日1～2次。

無論擦背還是捶背，都能達到「背宜常暖」的目的。持之以恆地堅持，可預防感冒和便秘，也可輔助治療腰背酸痛、胸腹悶脹等多種慢性疾病。

「胸宜常護」也是寒冷冬季十分重視的養生內容，除強調胸部保暖避寒，預防受寒得病外，還應加強胸部鍛鍊，達到寬胸理氣、養護心肺的作用。古人認爲胸前分布任脈及胃、脾、肝、腎等聯絡全身之經脈，通過擦胸、拍胸、擴胸的保健動作，使五臟六腑、四肢百骸的功能得到加強。

擴胸：直立，雙手在背後相握，挺胸。呼氣時收縮小腹，身體向前屈，雙手儘量向上舉高，吸氣時身體還原。反覆做6次。

拍胸：五指併攏，手掌微屈，用空心掌拍擊胸部。既可單手，亦可用雙手，同時拍擊兩側胸部，從上到下，反覆數遍。要特別注意的是：拍擊時口唇應微微張開，使氣從口出，拍擊力量不宜過大，尤其是老年朋友，以免骨質疏鬆的人發生創傷及骨折。

擦胸：用右手掌按住右乳上方，手指斜向下，適度用力推至左下腹；然後再用左手從左乳上方斜推至右下腹，如此左右手交叉進行，一左一右爲1次，共推36次。

小寒時節到，養生主打粥

「小寒」節氣中有一個很重要的民俗就是吃「臘八粥」。《燕京歲時記》中記載「臘八粥者，用白米、江米、小米、黃米、栗子、紅豇豆、去皮棗泥等，合水煮熟，外用染紅桃仁、杏仁、瓜子、花生、榛穰、松子及紅糖、白糖、瑣瑣葡萄，以作點染。」

這些食物都是甘溫之品，有補中益氣、補氣養血、驅寒強身、生津止渴的功效。

人們常說「冷在三九，熱在三伏」，而「三九天」就在小寒的節氣內，所以說小寒是全年最冷的節氣。中醫認爲寒爲陰邪，最寒冷的節氣也是陰邪最盛的時期，從飲食養生的角度講，要特別注意在日常飲食中多食用一些溫熱食物以補益身體，防禦寒冷氣候對人體的侵襲。

而冬季滋補的佳品非粥莫屬，關於養生粥，首推的當然是臘八粥，通常以糯米、花生、紅豆、棗、松子等煮成粥，吃進嘴裡，又可口又暖和，並且臘八粥營養豐富，能迅速補充人體所需的營養元素。

粥是我國的傳統食品，粥食的種類有很多，只要是五穀、薯類都可以用來煮成粥食用，寒冬是食粥的大好季節，粥糜調補是一種養生長壽的好方法。除了美味的臘八粥，下面介紹幾款適合在這個時節喝的冬季養生粥，保證讓你暖暖和和地過好這個冬天。

大米粥：大米是我們經常食用的一種傳統主食，有強胃氣、補脾虛、壯筋骨、和五臟等的功效，最適合在冬天的時候食用。大米性味甘平，煮成粥來喝是人人都可以接受的。所以，冬季養生粥是絕對少不了它的存在。

紅薯粥：《本草綱目》中記載：紅薯有「補虛乏，益氣力，健脾胃，強腎陰」的功效，能使人「長壽少疾」。紅薯配上小米煮成的粥更是甘甜味美，喝過之後還有回香，二者的組合可以稱得上是經典之作，對消化不好和想要減肥的人來說是再好不過了。

山藥粥：山藥有健脾益胃、助消化、益肺止咳作用，還有降低血糖，延年益壽等功效，是非常棒的滋補佳品。並且以煮粥的形式來食用山藥是很合理的，這樣一點也不會破壞它的營養成分，起到養生滋補的功效。

牛肉粥：牛肉性溫和，同羊肉一起被稱爲是冬季滋補的絕佳肉類。牛肉煮成的粥營養價値高，口味獨特，還可以補脾胃，並且能夠收到強健筋骨的功效。最重要的是能夠迅速使身體產生熱量，讓人馬上變得暖和起來。

小寒習俗鑒賞

「小寒」是與最後一個節氣「大寒」相比較而言的。「寒」即寒冷的意思，表明這個時節已經進入一年中的寒冷季節，此時冷氣積久而寒，但還沒有達到最冷的程度，因而稱小寒。

小寒時節，有很多的民間習俗，如我們前面所介紹的臘月初八吃臘八粥，就是其中之一，下面我們要介紹的是吃菜飯、吃黃芽菜的習俗。

• 吃菜飯

古時候，南京人對小寒非常重視，隨著時代的變遷，現已漸漸淡化。到了小寒，老南京一般都會煮菜飯吃，菜飯的內容並不相同，有的用矮腳黃青菜與鹹肉片、香腸片或是板鴨丁，然後再剁上一些生薑粒與糯米一起煮，吃起來十分香鮮可口。

其中矮腳黃、香腸、板鴨都是南京的著名特產，用它們做成菜飯可謂是眞正的「南京菜飯」，甚至可與臘八粥相媲美。

俗話說：「小寒大寒，冷成冰團」。南京人在小寒季節裡有一套地域特色的體育鍛鍊方式，如跳繩、滾鐵環/踢毽子、擠油渣渣、鬥雞等等。如果遇到下雪，則更是歡呼雀躍，打雪仗、堆雪人，鍛鍊方式多種多樣。

• 吃黃芽菜

據《津門雜記》記載，天津地區舊時有小寒吃黃芽菜的習俗。黃芽菜是天津特產，它是用白菜芽製作而成。冬至後將白菜割去莖葉，只留菜心，離地二寸左右，用糞肥覆蓋，勿透氣，半月後取食，脆嫩無比，彌補冬日蔬菜的匱乏。如今，人們的生活水準提高了，各種蔬肉食，四季都有，不再像過去那樣爲冬日蔬菜的稀缺而擔憂，所以，吃黃芽菜的習俗也漸漸被人們淡忘了。

大寒

大寒大寒，防風禦寒

每年1月20日前後，是大寒節氣的開始。大寒是反映溫度變化的節氣，也是一年中最寒冷的時節，天寒地凍，冰凍三尺，天氣冷到了極點。所謂「三九四九冰上走」正是在「大寒」前後這段時間。此刻，常有寒潮、大風天氣。

大寒是天氣最冷的時候，此時尤其要注意防風保暖，舊時有「大寒大寒，防風禦寒，早喝人參、黃芪酒，晚服杞菊地黃丸」的說法。中醫講究天、地、人三因制宜，其中一方面，就是要求隨時間的變化而做適當的調整。

大寒是「陰盡陽生」，過了大寒，體內的陽氣和身心狀態，也要隨節氣的變換加以調整，陽氣開始萌發與生長。那麼，大寒時節，如何做到防風禦寒，保護好初生的陽氣呢？以下有幾個建議。

●早睡晚起

大寒時節要順應「冬季閉藏」的特性，早睡晚起。早睡有助於保養身體的陽氣，晚起有助於養陰。除了防寒外，還須防風。在中醫理論中，把導致人體疾病的外因歸結爲「六淫」，即風、寒、暑、濕、燥、火，其中風邪排在「六淫」之首，在《黃帝內經》中記載了「風爲百病之長」的說法。

●忌吃黏膩生冷食物

大寒節氣應遵守保陰潛陽的飲食原則，冬季應食用一些滋陰潛陽且熱量較高的膳食爲宜，切忌黏膩、生冷食物，因爲此類食物屬陰，易使脾胃之陽受損。此外，還應多食用黃綠色蔬菜，如胡蘿蔔、油菜、菠菜等等。

●睡前洗腳

俗話說：「寒從腳起，冷從腿來」，人的腿腳一冷，全身皆冷。所以，應堅持每晚入睡前用熱水洗腳，「飯後三百步，睡前一盆湯」，入睡前用熱水泡腳，能使血管擴張、血流加快，改善腳部皮膚和組織營養，改善睡眠品質，對於預防凍腳和防病保健都有著很大的益處。

●保持心情舒暢

俗話說：「暖身先暖心，心暖則身溫」。這句話的意思是說，心神旺盛，氣機通暢，血脈順和，全身四肢百骸才能溫暖，抵禦嚴冬酷寒的侵襲。所以，在大寒時節，我們應注重安心養性，怡神斂氣，保持心情舒暢，使體內氣血和順，不擾亂機體內閉藏的陽氣，做到——「正氣存內，邪不可干」。

●日出後運動

俗話說：「冬天動一動，少鬧一場病；冬天懶一懶，多喝藥一碗」。冬季活動、鍛鍊對養生有著很爲特殊的意義。大寒時節的運動可分室內、室外兩種，可進行慢跑、太極拳、等體育鍛鍊，但應注意運動的強度，不宜過度激烈，避免擾動陽氣。同時，室外活動不可以起得太早，應該等日出後爲好，以保護好陽氣的生發。

大寒一到，冬藕最俏

又到冬藕上市的時候了，一碗熱騰騰、香噴噴的老藕排骨湯，是寒冬季節最溫暖的一道家常菜式，備受男女老少的青睞。「荷蓮一身寶，冬藕最補人」，藕是最好的養陰佳品之一，非常適合冬季食用。

秋冬是進補的季節，而且應該注重補陰，藕裡邊是白色的，白色主肺，冬季多會出現肺熱、肺燥的現象，所以，冬季應多吃一點藕，藕具有養陰和潤燥的作用。那麼，如何才能發揮藕清熱祛火的作用呢？

這就要考慮到藕的吃法，藕可以生吃，也可以熟吃，但是這兩種吃法的作用是不同的，要想發揮藕性味寒涼、清熱祛火的作用，就要生吃。所以，如果你有上火的症狀，就要選擇吃生藕，藕生吃可以涼拌，也可以榨成汁。

不過，冬藕性溫燥滋補，較難消化，在生吃的時候可以加點醋一起食用。但對濕熱體質的人而言，則不宜多吃。

藕除了清熱去火、涼血的作用外，還有養胃健脾，增強食欲的功效。不過，生吃藕是起不到這樣的作用，要想讓藕有養胃健脾這種作用，就一定要熟吃。

藕熟吃，最常見的吃法就是用蓮藕做湯，如蓮藕排骨湯，補心益脾的功效非常好。用冬藕入湯時，可配點綠豆一起煲，去其溫燥；用來涮火鍋，可與性寒涼的青菜搭配著吃，寒溫互補，比較適中。

藕熟吃除了做湯外，還可以熬粥食用，在這裡，給大家推薦一款「安神粥」——藕丁馬鈴薯小米粥，取蓮藕100克，馬鈴薯100克，小米50克，將蓮藕、馬鈴薯削皮切成丁，與小米一同倒入鍋中加水煮成粥，熟後即可食用。

將這三種食物搭配在一起，具有互補作用，對提高睡眠品質和調節心情是非常有幫助的。這款粥除了具有安神，調節心情的作用外，還有預防感冒的作用。因爲馬鈴薯裡含鉀較多，鉀可以提高身體免疫力，改善不良心情，而心情好的時候，身體免疫力也會有所提高。

對於孩子來說，冬季更應該吃些藕，如果能將藕和胡蘿蔔一起食用，效果會更好，因爲胡蘿蔔偏熱，而藕偏涼一點。如果孩子不愛吃胡蘿蔔，可以把胡蘿蔔切成條，塞在藕眼兒裡頭。蒸熟之後，切成片，每片裡頭有一個紅點，小孩看著就愛吃。

最後，我們再來說說如何挑選藕，一定要選兩頭都是堵上的，超市中那種切好的，看似很乾淨，但最好別買。因爲藕是在泥裡生長的，它要挖出來，泥很髒，進到藕裡面，很難洗淨。所以，一定要買兩頭堵上的才好。

固護脾腎，調養肝血

大寒爲冬季的最後一個節氣，與立春相承接，在這個承前啓後的時節裡，大自然陰氣極盛，陽氣正準備生發。此時做好大寒時節的養生保健就非常重要。

首先飲食上就要遵循保陰潛陽的原則，除了要繼續注重滋補腎陰之外，還要兼顧養肝，因爲春天陽氣升發，也是肝氣升發的季節，因此，這個階段的養生重點，應放在固護脾腎，調養肝血上，具體應做到以下幾點——

（1）切勿進食黏硬、生冷食物，宜熱食，防止損害脾胃陽氣。

（2）冬三月的進補量應逐漸減少，以順應季節的變化，既要保證一定量的脂肪攝入量，以保持體內有足夠熱量，又不可過量。

（3）適當增添一些具有升散性質的食物，爲適應春天升發特性做準備，多食用黃綠色蔬菜，如：油菜、菠菜、胡蘿蔔等等。

（4）由於大寒期間是感冒等呼吸道傳染性疾病高發期，故應適當多吃一些溫散風寒的食物，如生薑、大蔥、辣椒等，以防禦風寒邪氣的侵擾。

除了食補外，還可以通過藥補來實現固護脾腎，調養肝血，不過，藥補要結合自己的體質和病狀選擇服用，如體質虛弱、氣虛之人可服人參湯；陰虛者可服六味地黃丸等。能飲酒的人也可以結合藥酒進補，常見的有枸杞酒、蟲草補酒等。下面給大家介紹幾款常用的藥膳，以供參考。

枸杞雞肉湯：雞半隻，枸杞子、生薑片各15克，淮山30克，精鹽適量。將雞肉洗淨切塊，倒入開水鍋中燙一下取出，然後把雞塊放入砂鍋中，加入淮山、枸杞子、生薑片及適量開水，用小火煮至肉爛湯香，調入鹽，再煮一沸即成。隨意食用，具有補肝益腎，溫中益氣的功效。

薑汁牛肉飯：鮮牛肉100克，薑汁5克，粳米500克，醬油、花生油各適量。將鮮牛肉切碎，剁成肉糜狀，放碟上，然後加薑汁，拌勻後加些醬油、花生油再拌。把粳米淘淨放入砂鍋中，加適量水，如常法煮飯，待鍋中水將乾時，將牛肉倒入米飯，蒸15分鐘，待牛肉熟即成。隨意食用，有益氣和胃，補虛消腫的功效。

天寒地凍，預防凍瘡

凍瘡是人們所熟知的冬季常見皮膚病，雖然算不上什麼大病，但發作起來眞讓人癢痛難忍，而且凍瘡容易反覆發作，難以徹底治癒。凍瘡的發生多由於運動不足、局部潮濕、氣溫寒暖突變、肥胖以及營養不良等因素所引發的。

減少凍瘡給人們帶來不良的影響，就要在初冬時節，天氣突然變冷的時候，做好預防措施，因爲此時是最容易發生凍瘡的時候，所以行局部的按摩就是預防凍瘡的最好方法。

手按摩：雙手合掌，反覆搓摩，使其發熱，然後左手緊握右手手背用力摩擦一下，拉著右手緊握左手手背摩擦一下，反覆相互摩擦15次。

腳心按摩：坐在床上，屈膝，腳心相對，左手按右腳心，右手按左腳心，雙手同時用力，反覆按摩15次。

手臂按摩：右手掌按在左手臂裡邊，然後用力沿內側向上擦到肩膀，再翻過肩膀，由臂外側向下擦到左手手背，這樣爲1次，共做15次。然後換另外一隻手重複此動作。

腿按摩：坐在床上，伸直腿，雙手緊抱左大腿根，用力向下擦到足踝，然後擦右大腿根，一下一上爲1次，共擦15次。

通過以上的方法，可以緩解凍瘡的症狀，但很難徹底根治。要想徹底根治凍瘡，進行耐寒鍛鍊才是根本，耐寒鍛鍊應該從秋末就開始，如用冷水浸泡往年常生凍瘡的部位，如手和腳，剛開始每天浸泡半小時，以後再逐漸增加成浸泡1小時，逐漸增強體質，以達到徹底的治癒。

大寒習俗鑒賞

按我國的風俗，特別是在農村，每到大寒時節，人們便開始忙著除舊佈新，醃製臘味，準備年貨。在大寒至立春這段時間，有很多重要的民俗和節慶。比如，尾牙祭、祭灶和除夕等，有時甚至連我國最大的節慶——春節，也處於這一節氣中。大寒節氣中充滿了喜悅與歡樂的氣氛，這是一個歡快、輕鬆的節氣。

●尾牙祭

這是源自於拜土地公做「牙」的習俗。所謂二月二爲頭牙，以後每逢初二和十六都要做「牙」，到了農曆十二月十六日正好是尾牙。

尾牙與二月二（頭牙）一樣有著春餅吃，這一天買賣人要設宴，白斬雞爲宴席上不可缺少的一道菜餚。據說雞頭朝誰，就表示老闆明年要解僱誰。

因此，現在有些老闆一般將雞頭朝向自己，以使員工們能夠放心地享用佳餚，回家以後也能過一個安穩的年。

●祭灶

傳說灶神是玉皇大帝派到每個家中，用來監察人們平時善惡的神，每年歲末再回到天宮中向玉皇大帝奏報民情，讓玉皇大帝進行賞罰。

因此，送灶時人們會在灶王像前的桌案上供放糖果、清水、料豆、秣草。其中，後三樣是爲灶王升天的坐騎而備料的。

祭灶時，還要把糖用火融化以後塗在灶王爺的嘴上，這樣他就不能在玉帝那裡講壞話了。常用的灶神聯上也往往寫著——「上天言好事，回宮降吉祥」、「上天言好事，下界保平安」之類的字句。

另外，大年三十的晚上，灶王還要與各路神仙來到人間過年，那天還得有「接灶」、「接神」的儀式。

● 除夕

除夕的晚餐又稱年夜飯，是中國人最爲重要的一頓飯。這頓飯主食爲餃子，還有很多象徵吉祥如意的菜餚。比如「魚」與「餘」同音，一般只看不吃或者是不能吃完，取「年年有餘」之意；韭菜取其「長久」之意；魚丸與肉丸取其「團圓」之意等等，這些都是不能少的菜餚。

吃過年夜飯便開始守歲，一到子時大家就開始燃放煙花爆竹，慶賀新年。過年打發小孩的壓歲錢一般是事先用紅紙包好，有的放在祭祖的供桌上，有的壓在歲燭下面，也有大人偷偷壓在小孩枕下，但其意義都是一樣的，都是爲了勉勵晚輩來年更加聰明，有著更大的收穫。

〈全書終〉

國家圖書館出版品預行編目資料

二十四節氣養生指南／月望西樓 著，初版
新北市：新視野 NewVision，2024. 03
面；　公分--
ISBN 978-626-97656-9-0（平裝）
1.CST：中醫　2.CST：養生　3.CST：節氣
413.21　　112022130

二十四節氣養生指南

作　　者　月望西樓

策　　劃　周向潮
出 版 人　翁天培
出　　版　新視野 New Vision
製　　作　新潮社文化事業有限公司
電話 02-8666-5711
傳真 02-8666-5833
E-mail：service@xcsbook.com.tw

印前作業　東豪印刷事業有限公司
印刷作業　福霖印刷企業有限公司

總 經 銷　聯合發行股份有限公司
新北市新店區寶橋路 235 巷 6 弄 6 號 2F
電話 02-2917-8022
傳真 02-2915-6275

初版　2024 年 06 月